CARE
Good Care ,
Good Living

CARE
Good Care ,
Good Living

CARE
Good Care ,
Good Living

care 35
女人一生的睡眠書

作　　者：詹雅雯・周舒翎・林晏瑄・林詩淳
責任編輯：劉鈴慧
封面設計：蔡怡欣
插　　畫：小瓶仔
校　　對：陳佩伶
法律顧問：全理法律事務所董安丹律師
出 版 者：大塊文化出版股份有限公司
　　　　　臺北市10550南京東路四段25號11樓
　　　　　www.locuspublishing.com
讀者服務專線：0800-006689
TEL：(02) 87123898　FAX：(02) 87123897
郵撥帳號：18955675
戶　　名：大塊文化出版股份有限公司
版權所有　翻印必究

總 經 銷：大和書報圖書股份有限公司
地　　址：新北市新莊區五股工業區五工五路2號
　　　　　TEL：(02) 89902588 (代表號)　FAX：(02) 22901658
製　　版：瑞豐實業股份有限公司
初版一刷：2015 年 1 月
定　　價：新台幣 350 元
ISBN：978-986-213-573-0
Printed in Taiwan

國家圖書館出版品預行編目(CIP)資料

女人一生的睡眠書 / 詹雅雯等作.-- 初版.--
臺北市：大塊文化, 2015.01
　面；　公分.-- (care；35)
　ISBN 978-986-213-573-0 (平裝)

1.睡眠 2.睡眠障礙症 3.健康法 4.女性

411.77　　　　　　　　　　103025429

CARE
Good Care ,
Good Living

CARE

Good Care ,
Good Living

女人一生的睡眠書

作者：詹雅雯‧周舒翎‧林晏瑄‧林詩淳

目錄

序

掌握生命的律動

楊建銘 / 政大心理學系
心智大腦與學習研究中心教授

　　睡眠，是一種自然的規律，伴隨著日出日落，生理及心理狀態有著週期性的變化，促成了醒與睡的自然韻律，忠實地讓一個人的身心狀態維持穩定的運作。

　　然而相對於男性而言，女性在生命歷程當中有著更多的韻律，生理與心理狀態有更明顯的變化。除了每個月荷爾蒙的規律變化，週期性地影響了女性的身心狀態外，在生命週期中，從兒童進入青春期的荷爾蒙改變，到成人、懷孕、成為母親，調整自己的規律來配合孩子，接著進入更年期、空巢期至銀髮族，女性所經歷的身心變化都是更為明顯的。從每個月的生理週期到生命階段的轉換，女性所承受的起伏與激盪，是強烈卻低調的，往往不容易讓旁人了解。而當睡眠這個穩定的韻律，遇上女性在生命歷程當中的變化性，便造就了女性睡眠的多變與複雜性。

　　坊間雖然已經有許多睡眠相關書籍，但鮮少是針對女性睡眠問題所撰寫的，因此，這本由四位國內專攻睡眠困擾的女性臨床心理師所寫的女性睡眠書就顯得更加珍貴。本書由女性的角度出發，考慮了女性在不同生命階段獨特的生理與心理變化，透過個案的呈現與剖析，針對不同生命階段獨特的睡眠形態與困擾，提供相對的因應方式，在字裡行間可看得到四位睡眠心理師豐富的臨床經驗、紮實的科學基礎，以及身為女性更深一層的同理心。

　　如同本書作者們的自序所言，女性的睡眠猶如生活當中的縮影，反映出生命歷程當中的種種變化，也讓女性比男性經歷更多的睡眠問題。相信本書由有實徵研究基礎的認知行為治療的觀點出發，佐以豐富臨床經驗，定能協助現代女性面對內、外在的變化時，找到適合自己的調整方式，學習成為愛自己的女人，讓生命的週期與每天醒睡的規律變化更協調，達到身心的平衡點，讓生活中充滿穩定的力量！

不眠的守候

李信謙 / 台北醫學大學附設醫院睡眠中心主任

　　常有其他專科的醫療同仁，開玩笑地說：「你們的失眠門診，為何總是鶯鶯燕燕、婆婆媽媽？」的確，失眠與女性，好像總是被條理不清的線纏繞，剪不斷，理還亂。研究的數據告訴我們，女性出現睡眠困擾的比率，幾幾乎是男性的兩倍；而因為睡眠品質不佳而就醫的比率，更是數倍於男性。女性，當真皆是纖細柔弱、多愁易感，以至於輾轉反側難眠嗎？

　　或許，換個角度，女人一生的睡眠書，有不同的書寫與閱讀觀點：有人沉睡，總有人清醒。人類，在演化的過程中逐漸主宰這個世界，憑藉著不是身體的機能，而是清醒的大腦。我們既無法用肉身阻擋獅子老虎等掠食性動物的攻擊，也無法像羚羊野兔等草食性動物，敏捷地保持警戒。人類憑藉的是結合成社群後的分工合作，讓不眠者守

候沉睡的群體。從這樣的角度看來，女性，或許藉著犧牲睡眠來維護人類社群的平和發展，睡不著，或也是值得尊敬跟體諒的高尚行為。

身為一個男性的睡眠專科醫師，其實很多時候是無法完全體會女性的睡眠障礙；特別在生命中不同的階段，女人所關心在意的，身為男人即便勉強同理，也很難同心同情。少女時期的浪漫情懷，新嫁婦的彆扭與調適，為人母的喜悅與煩惱，無法一語道盡，更不足為男人道哉矣。

這本書的四位作者，都是在不眠的女人堆中打滾多年的臨床心理師。專業的訓練、臨床的經驗，再加上先天身為女人所具有的觀點，寫成《女人一生的睡眠書》，自有其可讀之處。不管是身處哪個階段的女性，總是可以藉著書中的內容溫故知新；如果與我一樣身為男性，或也可藉著這本書，更了解幫我們男人捍衛睡眠，以致不眠的另一半！

懂得睡，才懂得愛自己

張建玟／禾馨新生婦幼診所副院長

　　關於養生，妳知道早餐到晚餐要吃得飽、吃得好、吃得少；關於睡眠，妳想要睡得飽、睡得好、睡得香、睡得甜、睡得熟，卻不知道要怎麼辦到？

　　人的一生，三分之一的時間在睡眠中度過；但每五人中就有一人有睡眠障礙。以性別比率來說，女性的失眠人口又比男性高，根據年齡層的不同，也反映出不同階段的女性失眠問題。搜尋書籍、媒體、雜誌、網路文章，我發現很難找到關於女性睡眠的完整資訊。以婦產科醫師的角度，臨床上我看到許多各個年齡層的女性病人，有這樣的需求，卻難以得到整合的諮詢，除了藥物的治療之外，還欠缺根據每一位女性不同的情況，安排適合的認知行為治療法；簡單來說，不能只是「藥妳睡」，更要有客製化的「解決問題妳可以這樣做」！

　　雅雯、舒翎、晏瑄、詩淳這幾位資深心理師聽到了妳的聲音，以身為女人的專業臨床心理師角度，整理多年來的工作經歷，抽絲剝繭分析在治療室中相遇的許許多多個案睡眠的心路歷程，看了妳會忍不住倒吸一口氣，她們的故事，在妳、我或身邊的親友也曾親身經歷，這本書讀來可深深感受她們對女性的溫柔體貼。四位作者經驗豐富、觀察細膩入微、筆法生動活潑、內容專業正確、整理有條理易懂，身為女性健康的守護者，這樣難能可貴的用心，我深深感動！

　　本書的內容範圍涵蓋女人的一生，從少女到輕熟女到懷孕到熟齡，都鉅細靡遺的層層剖析每一個年齡層的女性的睡眠困擾。更難得的是，如作者們自己在自序中所述，對於女人的睡眠與健康，努力將科學知識轉化為日常生活當中可身體力行的建議給大家，是一本知識性與實用性兼具的優質睡眠書籍。當中許多台灣生活民情相關的睡眠資料，更讓這本書能貼近台灣的女性。

　　一本《女人一生的睡眠書》在手，祝各位讀者跟我一樣，夜夜好眠！

面對失眠，女人的身不由己

詹雅雯 / 自序

　　女性朋友在我們的社會中，是堅毅、犧牲奉獻、吃苦耐勞，且越來越自主的，因此我們承受的期待、壓力也就更為多元。加上我們本來就較男性要經歷更複雜的生理轉變，像是生理週期、懷孕、更年期等，使我們的睡眠長時間暴露在許多危險因子中，無怪乎全世界的失眠人口性別比例，皆是女大於男。

　　投身睡眠臨床工作已六年餘，有感於女性患者不同的生命階段，會經驗到各類型的睡眠困擾，恰巧本書作者之一舒翎，發揮了她的號召力，讓我們其他三位本來只在睡眠臨床工作上默默耕耘的心理師，努力擠出剩餘不多的時間，與她齊心完成此書。我衷心期待藉由本書可以──

　　讓想睡好覺、變身為不失眠女的讀者們，能跟著歲月

的脈絡，去探索在不同生命階段中，可能會遭遇到什麼樣的因子影響睡眠，甚至因為生理變化，而受睡眠疾患所苦；以及失眠了，該如何對症下藥，幫自己擁有夢寐以求的好品質睡眠。讓女性朋友們在擺脫失眠困擾後，使生命能因此而更加神采飛揚。

浮現在睡眠中的生活縮影

周舒翎／自序

有人問我：「女性的睡眠寫完了，那男性睡眠呢？」

忍不住由此反觀，才發現女性因為生理及心理因素，在睡眠問題方面，與男性有這麼大的差異性，也如此的錯綜複雜。

我是女生，在我的成長歷程中，不論內在的生理及心理因素，還有外在的多重角色要求下，讓我的生活中有著無奈與喜悅。好比睡眠是生活中的一個縮影，許多的喜怒哀樂，都像是縮時攝影般，短短的浮現在睡眠的歷程中。

雅雯、晏瑄、詩淳和我，是睡眠專業的臨床心理師，但不只單治療失眠，也治療人生中干擾著睡眠的百百種困擾。這本書我們從睡眠著手，去看女人的一生中許多愛恨糾葛是如何讓她的生命，因開心與痛苦而多采多姿。從女孩期的含苞待放；初出社會後的職場、人際磨合；到孕育

生命歷程中，對不安與幸福的體會；到豐收的銀髮期，對
人生的圓滿與知足。

　　感謝雅雯寫最多的書稿、感謝詩淳的規劃，感謝實力
堅強可以臨危受命的晏瑄，感謝培育我們四位心理師的政
大心理系睡眠實驗室及楊建銘老師，感謝正在看這本書的
讀者朋友，因為有你的關心，身邊女性親友的失眠問題，
得以抽絲剝繭而解脫。

失眠認知行為治療，
改善並不亞於藥物治療

林晏瑄／自序

　　人類自從新生兒階段，每天需要花 16-18 小時在睡覺，隨著年齡增長，所需要的睡眠時數逐漸下降，到了成年以後，每天仍需要花 6-8 小時左右的時間睡覺，即使到了老年以後，也還需要約 5-6 小時的睡眠時間。

　　自古以來，睡眠便是人類成長發展、健康修復的主要途徑之一，甚至擁有良好的睡眠，也會讓人醒來後有比較幸福、愉快的感受。這平均占了人類一生當中三分之一以上時間的睡眠能力，是與生俱來的；然而在現代社會中，卻有許多人因為種種因素而承受了無法安睡的困擾。

　　尤其是女性朋友，在一生當中有幾個重要的階段，皆可能因為身心狀態的改變而引發失眠問題，是現代女性不得不多加留意的健康議題。以往大眾對於失眠的治療多半以安眠藥為主，但是以「認知行為」治療學派為基礎的心

理治療法，擺脫了過往一般人認為心理治療是神秘的、是心理有問題的人才需要的刻板印象，從科學實證的角度去分析失眠可能的原因，進而設計治療策略，是一種對症下藥的非藥物的失眠治療方法。

認知行為治療法，是一套提供「有效策略」來協助個案進行改變，以減少身心不舒服的症狀，能更適應生活的有效治療模式；這在心理學界已經行之有年。而失眠認知行為治療，則是針對失眠所設計的一套完整治療技術，在過去國內外已有許多研究證明：失眠認知行為治療對於失眠的改善程度，並不亞於一般藥物治療。甚至接受過失眠認知行為治療結束後的病人，對於睡眠穩定與持續的效果，更高於單純藥物治療，因此被美國睡眠醫學會認定，失眠認知行為治療與藥物治療並列為失眠的第一線治療法。

失眠認知行為治療的內容，包含了初談時完整的睡眠評估，經由臨床心理師充分了解個案的失眠情況之後，再依據不同的困擾設計符合每個人的治療內容，包括：

- 基礎睡眠相關知識的認識。
- 正確睡眠習慣的調整。
- 助眠行為技巧的教導與練習，譬如：放鬆訓練、睡眠限制法、刺激控制法、睡前放鬆儀式等等。
- 調整並穩定睡眠生理時鐘的策略，比方光照治療策略、時間治療法等。
- 處理會造成失眠思考模式的認知治療。
- 減少安眠藥物的服用，規劃適當的減藥計劃並協助病人執行。

　　一般來說，失眠認知行為治療的療程保有彈性，依照每個人睡眠問題的嚴重度不同，而有不同的治療次數，但大部分的人，可以在經過 6 次左右的治療後，感覺到失眠改善。最重要的是——

　　需有失眠認知行為治療的專業訓練心理師，根據每位個案不同的情況，安排適合的治療計劃，並且在每次會談中，與個案仔細討論當週的睡眠情況。而個案在治療過程中也需要配合每週練習的助眠技巧，記錄睡眠日誌，在下一次會談時，提供心理師更充分的資訊，以便與心理師一

同決定是否需要調整治療策略，讓治療更有效果。

　　這是一個失眠患者與專業心理師共同解決失眠困擾的過程，在這樣動態的過程中，逐步達到改善睡眠困擾的目標，重新找回安睡好眠的生活。這本書列舉了不同年齡層的女性，可能會遇到的睡眠問題，透過不同的案例，嘗試提供較豐富、完整的治療策略來改善睡眠困擾。若是在嘗試改善失眠的過程當中，讀者朋友仍感到有些個別的困擾無法突破，無法徹底解決失眠，還可以到各大醫院的睡眠中心、或睡眠障礙門診，尋求具有失眠認知行為治療專業背景的心理師接受完整的專業評估，再進一步安排後續的治療，重新找回失落的睡眠。

這本書，
獻給愛自己的女孩與女人

林詩淳 / 自序

　　從懷孕及當了媽媽後，我才對於身為一個女人的這件事「漸漸有了意識」。

　　在這之前，我總想像個男生般的姿態面對生活，堅強、有肩膀，還要有一份灑脫不羈的樣態。這份自我期待在有了孩子後，讓我慌了。因為我不再灑脫，慌了腳步也代表著原來我沒有想像中那樣堅強，更不覺得有肩膀能承擔此「身為人母」的重任，著實讓我度過了段相當憂鬱的情緒低潮。

　　花了不少的時間去進行自我分析、感受，才承認這樣的慌張來自以為自己不需要、也不允許被照顧，等到要開始燃燒自己去照顧寶寶，才發現面對的自己是一個沒電的電池，卻必須想方設法擠出電力去維持光亮的窘境。走出這個困境的關鍵，便是做出改變，用「疼惜自己、愛自己」

的方式去進行充電。

　　我們四位作者，是一群從睡眠醫學和臨床心理背景訓練出來的心理師，在治療室中，與相當多女性個案相遇，也由對方身上，感受到她們渴望被疼惜、被愛的需要，但卻不知道如何表達？因而出這本書的用意，是想把「要懂得照顧、疼惜自己」，這份身爲女生「本該擁有」的認知與實踐，分享給需要愛自己的姐姐妹妹們。華人的傳統中，太多女性錯把無謂的犧牲奉獻當圭臬，一生劬勞，沒人分攤、沒人同情，自苦了一生。

　　就先由如何擁有睡眠作爲一個起點，來貢獻我們的專業，分享給所有的女性朋友，儘管年齡層不同，都能透過好眠的方法，來滋養身心，讓我們的一生可以不受失眠所苦惱，綻放出神采奕奕的健康與美麗。

第一章

少女期的睡眠困扰

從第一堂課一直睡到放學

　　17 歲的 Nancy 外表看起來跟一般的少女沒什麼不同，時髦的穿著打扮、彩繪指甲、臉上沒有化妝還看得到有些青春痘。在被請到睡眠治療會談室之前，Nancy 慵懶的半躺在候診區沙發上打瞌睡。

　　進到會談室坐定之後，她睜開被深色黑眼圈包圍的雙眼，有氣無力疲累地訴說她的大麻煩：「很久以來，我一直沒辦法在夜晚順利入睡，都要折騰到凌晨 3、4 點，甚至快天亮才好不容易睡著，但清早 6 點就要起床準備去上學。所以我總是睡不夠、睡不飽，大部分時間上學不是遲到、就是根本沒去學校。」

　　Nancy 今年才升高一，以 17 歲的年紀來說，已經晚正常升學同齡女孩兩年了，她的兩次休學，都是因為曠課或缺席次數太多，無法達到出席標準而休學。

「即使我有辦法起床到校，也通常都是在學校從第一堂課一直睡到放學。」Nancy 說：「一開始同學或老師會試圖叫醒我，但我仍然無法在課堂中保持清醒，到後來老師或同學們也就懶得理我、不再管我了。」

更糟糕的是，開學已經三個多月，Nancy 在班上還認識不到三個同學，Nancy 逐漸耳聞同學間開始流傳的耳語：

「她白天卯起來睡，難道夜裡都不睡覺？那她到底是在做什麼？」

「八成是壞女孩，混到三更半夜還不回家睡覺！」

「搞不好根本就玩到天亮，才回家換身制服來學校補眠的。」

一開始，老師當然也會通知 Nancy 的爸媽：「你家女兒上課一直打瞌睡，請多留意孩子的作息時間。」然而 Nancy 是獨生女，爸媽工作時間又很早，每天清晨也都盡責的一再叫 Nancy 起床，然後便匆匆出門趕上班。常常 Nancy 醒來又睡去，之後沒其他家人在，Nancy 便繼續再睡下去。慢慢的，老師雖然發現 Nancy 有失眠問題，卻也不知道嚴重性，只叫她應該

好好看醫生治療。

爸媽對於 Nancy 的在校睡出名很生氣、也很無奈，他們認為主要原因是 Nancy 生活態度散漫、不受教、自甘墮落，才會無法對自己的生活及學業負責。他們只要一看到 Nancy 半夜不睡覺，反而精神奕奕地在唸書、打電腦時，便會破口大罵、沒收她的手機、限制她使用電腦……週休假日也會強迫 Nancy 一早要起床，不准再睡覺！

可是爸媽看見她睡眼惺忪、無精打采的樣子，就更生氣，覺得跟別人家的孩子比起來，Nancy 實在是非常不長進、無藥可救的孩子。久而久之，每到了假日，Nancy 就自動自發謊稱去 K 書中心或是圖書館唸書，其實是在那邊放心趴著睡大覺。

Nancy 這樣的睡眠問題，其實從國中就有跡可循，升上高中後問題明顯惡化，也因為這樣的睡眠問題，Nancy 在學校交不到朋友、跟不上課業進度，甚至常常連考試也無法參加。長年被爸媽不是碎碎唸就是大聲責罵，致使家中常處在親子風暴中；談到這些，Nancy 挫敗和委屈得直掉淚。這些年來，Nancy 許多

時候覺得不被了解，身不由己的失眠已經很痛苦了，
卻一再被扭曲，被冠上不是事實的「罪名」，林林總總
一再加壓，Nancy 經常出現悲觀的負面思考，難怪在
她身上看不到 17 歲這年紀該有的活潑與熱情，對於任
何事物，都想要躍躍欲試的好奇與探索。

迫使孩子唯有讀書高的
睡眠剝奪

　　在臺灣，教育制度經常迫使青少年花很多的時間讀書、參加比賽或社團活動等等，好讓青少年們在升學評比當中，獲得比其他同齡者更好的成績、更豐富的經驗，才更有機會升上明星高中或明星大學。

　　升學壓力下，許多國高中學生會被要求要早自習或晚自習來增加小考、唸書的時間，許多孩子放學後或假日還有滿檔的補習時間。經常看到疲累的孩子，不僅要熬夜唸書、還要為達評比的服務或是參與社團要求，增加課外活動時間。他們睡眠受到剝奪的程度，經常不亞於上班族，更糟的是不僅睡眠時間不足，該有的正常作息時間也可能被打亂、改變。

　　這樣紊亂的作息安排，並不一定適合所有人，更何況是發育中的孩子們。我們已經知道的是，每個人的睡眠需

求時數是有個別差異的，有些人可以睡 4 小時就活力充沛，不影響白天生活，但有些人睡不到 10 小時的話就精神萎靡，注意力渙散。

雖然大部分的成年人，可能可以靠咖啡因或是其他刺激性物質來提神，但對於青少年族群來說這並非有效或安全的方式，過量的刺激性物質也可能影響到青少年的發展與學習能力，更何況根據統計，青少年族群所需要的平均睡眠時間是 8–10 小時，長時間的讀書、參與活動，犧牲掉睡眠時間，其實是不利於健康的，也難怪他們看起來，總是一副沒睡飽的樣子。

對睡眠影響很大的生理時鐘因素，也經常是青少年睡眠問題的主要關鍵之一，相關研究早已發現，人們的生理時鐘，可以粗略地分成「早晨型」、「夜貓型」與「中間型」三類型。這樣的研究也說明了為什麼早睡早起，對於早晨型的人特別容易，而晚睡晚起對於夜貓型的來說，則比較舒服。

除了生理時鐘的傾向之外，另外一個生理時鐘彈性，

也是因人而異。彈性較好的生理時鐘，面對大幅度的作息時間調整時比較容易適應，但是生理時鐘彈性較差，也就是生理時鐘固著性較高的人，往往會感覺當改變作息時，需要花更長的時間來適應。這也說明了為什麼在旅遊或出差時，時差對於每個人的影響有那麼大的不同；有些人一兩天就調好了，有些人則需要長達一週來調整時差。

　　從生理時鐘的傾向與彈性這兩個概念，來看青少年的作息，會發現若是夜貓型生理時鐘，或者是生理時鐘彈性較差的學生，每當經過週末假期或是寒暑假，要回到學校生活，經常會感覺到明顯的「時差問題」；如果又加上師長、爸媽或同儕夥伴無法提供充分的支持或幫忙，可能會讓他們的睡眠問題持續惡化。

　　就像 Nancy 一樣，不但無法克服睡眠問題，反而還衍生出其他生活習慣、人際關係、家庭關係與情緒困擾等等糾葛，因此面對青少年的睡眠問題，家庭與學校雙方面的配合，是幫孩子面對治療很重要的部分。

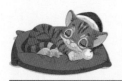

解決問題可以這樣做

　　睡眠剝奪為青少年白天嗜睡的主因之一，而非是青少年本身的散漫、怠惰。根據調查統計，13–18 歲的青少年所需要的睡眠總時數平均為 8–10 小時左右。但是臺灣睡眠醫學學會在 2011 年的調查中發現：

　　臺灣的國高中生，平均每天的睡眠時數不超過 6.5 小時，而且有年級越高，睡眠時數越少的傾向，相較於青少年所需的睡眠量來說，是非常不足的！

　　因此學生上課精神不濟、打瞌睡的情況很常見，大部分學校也會安排 40–50 分鐘的午睡時間，讓學生們能補眠有體力與精神去迎接下午的課程。若是夜晚睡眠時間較不夠的青少年，建議一定要利用午間小睡來補足精神體力，對於學習也更能事半功倍。

　　對 Nancy 而言，每天的起床時間，其實是她剛睡著

沒多久，因此起床變得非常困難，即使起床了也無法保持清醒，注意力渙散。總睡眠時數的不足，讓 Nancy 的身體累積了非常龐大的睡眠需求，像是欠了身體許多睡眠債，這些睡眠債若沒有經過好好的睡飽、睡足來償還債務，就會不斷累積下去，長期的睡眠剝奪，也會逐漸影響 Nancy 的認知思考與情緒狀態，更嚴重的是身體健康自會受到影響。

補眠，是一定要的

調整生理時鐘來適合學校作息前，假若時間允許，例如在較長的寒暑假期間，給予青少年 5–7 天的時間來補眠，預留至少 5 天的自然睡、自然醒，每天儘量睡足 7–8 小時。需要特別提醒的是：

經過補眠後，除了睡眠時間，其餘清醒時間一定不可再額外補眠！

補眠，是為了把平時累積的睡眠債還完的同時，尚可維持每天固定的睡眠累積，也透過補眠週的緩衝，讓目前混亂的生理時鐘穩定下來。不論當前的生理時鐘過早還是

過晚，讓睡眠時段區間穩定地出現之後，都能有利於之後的睡眠時段區間調整。

由於 Nancy 是在學期中間開始治療，在與家長、校方溝通過後，同意讓 Nancy 最多請假兩週，治療開始時，利用前 5 天的時間讓 Nancy 補眠，由於家長和學校的配合，Nancy 在補眠階段可以無後顧之憂地安心入睡補眠，雖然作息時間都比家人晚許多，但是因為家人的體諒，她似乎較能夠放心的安穩睡覺。

在經過補眠階段之後，Nancy 明顯地感覺到清醒時的疲勞感與嗜睡感減少許多，此外爸媽也注意到 Nancy 整個人變得更有精神與活力，更能投入課業，與 Nancy 相處時她不再像之前無精打采、渾渾噩噩。爸媽發脾氣罵人的頻率下降了，Nancy 也感覺自己整個身心狀況，似乎「還不錯」的整體鮮活了起來。

讓大腦不再有時差

像 Nancy 一樣的睡眠問題，另一個主因是因為生理時鐘整個延遲了，是「睡著的時間不對」，而非「睡不著」

的問題！倘若給予她充足的時間，其實 Nancy 也是可以
睡完一段完整的 6–8 小時的睡眠。生理時鐘出現時差的
睡眠困擾，一般可以用睡眠時段區間來判斷，透過讓
Nancy 自然入睡、自然醒來連續 3–5 天的測量，發現她
在治療前的生理時鐘睡眠區間，是落在清晨 5 點到下午 1
點左右，由於距離理想的時間差距較大，在治療時我們採
用了「時間治療法」。

時間治療法

時間治療法（Chronotherapy），是針對時差大的個案
採取較激烈、較快速的生理時鐘調整方式，來把個案的生
理時鐘推移至理想的目標時間。是利用掌管生理時鐘的
「褪黑激素濃度」會受到光線影響的特性，來迅速調整生
理時鐘。簡單地來說：

當日光照射後，人體透過視網膜接收到光線刺激時，
便會抑制大腦的褪黑激素，此時大腦逐漸由夜晚的休眠轉
為白天的清醒模式。

　　詳細的生理時鐘運作方法，將在第二章「輪班工作」
中詳細說明。需要留意的是時間治療法在執行上，務必要
配合睡眠心理師的指導與光照機的使用，才能達到調整生
理時鐘的目的。

時間治療法執行原則

　　心理師將 Nancy 目前的睡眠時段畫出來之後，安排
Nancy 的作息為每天向後延遲 3 小時，在就寢前 2 小時
需照光照機 1 小時，隔天也逐日延遲 3 小時起床。起床
後要佩戴墨鏡避免光線刺激，直到時間調整到適合 Nancy
理想的 23：00 就寢、6：30 起床。（請參考 Nancy 的睡
眠調整日誌圖說）

　　當生理時鐘調整到理想的時段區間後，更重要的是必
須努力維持生理時鐘的固定。Nancy 最好維持至少一個月
以上固定起床的習慣，與調整期不同的是在穩定期當中，
照光與戴墨鏡動作時機不同。在穩定期，需要配合起床後
照光 1 小時，來讓大腦固定住起床時間；而睡前 2 小時
最好戴墨鏡，來減少光線刺激來穩定褪黑激素的濃度。充
分配合利用時間治療法後，Nancy 在第二週內，便強迫將

生理時鐘調整到理想區段，而且加上返校上課的安排，
Nancy 開始必須在 6：30 起床、接受光照 1 小時，即使
週末也必須在 7：30 起床照光，如此才能逐漸讓生理時
鐘固定下來。

Nancy 的睡眠調整日誌圖

●熄燈或躺在床上試圖睡著　⊢⊣睡著的時段（包含午睡及打盹）　⊢-⊣半睡半醒　○開燈或起床　✿照光
C飲用咖啡因的飲料（咖啡、汽水或茶）　A飲酒　M服用藥物　E運動　S感覺很睏　R放鬆練習

✐請於**每日起床後**或固定白天特定時段填寫；如需要可自行加入其他的符號

時間點⇨	前一天		今天			藥物 （名稱／量）	睡眠品質 1-2-3-4-5 很差—很好	白天精神 1-2-3-4-5 很差—很好	干擾睡眠 的人事物
	晚上	午夜	早上	中午	下午				

（睡眠圖表，時間軸 6 7 8 9 10 11 12 1 2 3 4 5 6 7 8 9 10 11 12 1 2 3 4 5 6）

日期 星期							
—							
¹⁰/₆ 一							
¹⁰/₇ 二							
¹⁰/₈ 三							
¹⁰/₉ 四							
¹⁰/₁₀ 五							
¹⁰/₁₁ 六							
¹⁰/₁₂ 日							
¹⁰/₁₃ 一							
¹⁰/₁₄ 二							
¹⁰/₁₅ 三							

註：★ 睡前 2 小時「戴墨鏡時間」

善用日照改善生理時鐘問題

　　臺灣一年四季皆有充足的太陽光，很適合用來改善生理時鐘不穩定的問題，舉例來說，一般青少年平常日約晚上 23：00–24：00 間才就寢，隔天 7：00 起床，週末則在凌晨的 1：00–2：00 就寢，第二天則可賴床到 10：00 甚至是中午才起床，週日晚上就會感覺到了該睡覺的時間，還睡不太著，週一早上的第一、二節課，也經常會感到疲倦嗜睡。比較建議若有這樣的輕微時差的孩子，週末的起床時間不要晚於平日的一個半小時最佳，以上述例子來看最遲要在 8：30 以前起床，起床後要接受日照至少半小時，以便能夠有效地穩定生理時鐘，才不至於在上課日的前一晚，感覺到比平常更難以入睡。

　　當生理時鐘調整到可以配合上課時間的時候，Nancy 剛開始前 3–5 天，還是覺得早起有點困難，但是通常經

過 1 小時的光照機照射後，可以很明顯地感覺到大腦變得清醒，早起也越來越簡單，心情上輕鬆不少；第二週後甚至在假日都能夠自己準時在 6：30 醒來照光。爸媽看見她的努力，也開始對 Nancy 有不一樣的想法：「其實孩子沒有那麼糟，先前只是我們都不得其法幫助 Nancy，讓她受了很多委屈與挫折。」老師與同學們也注意到 Nancy 的轉變，幾個熱心的同學，開始會主動靠過來詢問 Nancy 的狀況，還借她上課的完整筆記、複習功課，Nancy 欣喜地發現原來自己不是如自己胡亂猜想的「那麼不受歡迎、人緣那麼差」的人。

值得注意的是，關於青少年族群的失眠與白天嗜睡的問題，有時透過上述的方式可能還是無法改善，甚至合併出現許多下述的症狀，這時候或許還有其他的疾病需要考慮，建議可尋求專業的睡眠門診來安排進一步的檢查。

假若青少年經過補眠期、生理時鐘穩定期後仍無法恢復精神，甚至嗜睡的程度沒有減輕，則需要留意是否有其他睡眠異常疾患在影響睡眠品質。像是大聲打鼾的睡眠呼吸中止症、睡著後出現的週期性肢體抽動症等等，都會造成白天的疲累、精神無法恢復。此外像「猝睡症」、「克

萊・拉維症候群」，都會有白天嗜睡的情況發生，需要透過睡眠檢查、血液檢查等更仔細的檢驗報告才可以判斷。

猝睡症

常見好發於青少年的睡眠異常疾患，主要為一種大腦對於「清醒、睡眠」控制出問題的疾病，患者會有過度嗜睡的症狀，即使前天睡得很長，仍可能有白天嗜睡的現象，甚至常常在很短的時間內，就突然睡著，每次睡著的時間大多不超過 1 小時，然而維持 2–3 小時的清醒後，又會出現昏昏欲睡的情況。猝睡症的患者經常合併出現：

● **肌肉突然無力的猝倒**

輕則臉部肌肉失去力氣，例如垂眼、下巴垂下、口齒不清、低頭等；重則四肢肌肉癱軟而跌倒。這一類的猝倒通常由強烈的情緒誘發，像是大笑、生氣、驚嚇時，皆可能出現猝倒。

● **睡醒間轉換間的幻覺**

通常患者在剛入睡或要清醒時那種似睡非睡的狀態

下，會看見影像或聽見聲音，很多時候這些幻覺會讓患者感到害怕。

● 睡眠麻痺

也就是俗稱的「鬼壓床」，大多發生在剛入睡或快醒來的半夢半醒狀態，患者感到意識清醒，但是身體不能移動。

● 片段的夜間睡眠

大多數的猝睡症患者白天嗜睡，但是到了夜晚能夠好好睡覺的時候，卻有睡眠品質不佳的問題，包含睡眠片斷、睡睡醒醒、翻來覆去、作惡夢等等的症狀，也使得白天的嗜睡程度更加惡化。

克萊・拉維症候群（KLS）

這是一種罕見的睡眠疾病，發作常見於青少年族群，也有少數年輕少女罹患者的病例報告。克萊・拉維症候群通常由特定的病毒感染後引發，患者白天會有很強的嗜睡度，每天平均睡眠為 15–21 小時，並且伴隨有認知、情

緒、性格方面的大幅度改變，讓身邊的親人或朋友感到困擾，感覺患者跟平常的狀態有很大的不一樣。也有患者嗜食、性慾激增的症狀出現，每一次的發作約持續一週以上甚至一個月左右，兩次發作的間隔可達數月以上，整個病程可以長達 10 年。

克萊‧拉維症候群每次發作期間，會嚴重的影響患者的工作、學業、人際關係等，由於性格與睡眠習慣的改變有時會被解釋為青春期不穩定的荷爾蒙影響所致，因此患者可能在發作數次之後，經過好幾年，才會被帶到睡眠門診求助。這些疾病都會有白天嗜睡的情況發生，需要透過睡眠檢查、血液檢查等更仔細的檢驗才可以判斷。

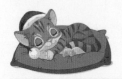

解決問題可以這樣做

充足睡眠，跟認真讀書一樣重要！

近年來許多研究發現，充足的睡眠有助於學習表現，也能幫助腦部對於新進學習的記憶更鞏固，學得更好。簡單來說，認真的學習與複習之後，假使沒有良好的睡眠來

鞏固記憶與學習，恐怕得花更多的時間去重複學習、背誦。因此青少年要犧牲睡眠時間來苦讀，其實是得不償失的；夜晚有充足的睡眠，其實跟認眞讀書同等重要。

在臺灣，許多國高中生放學後還要到補習班報到，大部分眞正回到家可能都已經是晚上 9 點以後，更遑論上床睡覺的時間，恐怕都超過晚上 12 點。長期的睡眠時間不足更容易影響白天的體力與精神，甚至會降低學習效果。但大多數青少年都會遇到考前爲了複習功課，難免有一兩週需要熬夜唸書。

補眠技巧

熬夜 K 書時總想等到考完試，再睡個兩三天來補足精神，然而這樣的補眠方式，通常會越補越累，睡得越久越容易感覺起床後不但沒有恢復精神，反而還感覺到睡得很淺、多夢，睡醒後肌肉痠痛、頭痛……因此建議：

假如經歷一段時間的熬夜、睡眠不足，當壓力事件結束後，以每天提早睡半小時，維持同樣時間起床，搭配午間小睡休息的策略，更快能感覺到精神及體力的恢復。這

樣的補眠策略，不會影響到假日，或白天上課、上班，通常在執行後 5–7 天，便能很明顯地感覺到睡眠的恢復力。

午覺該怎麼睡

以學生來說，若在平常的上課日，利用中午小睡半小時左右，不但能快速補充體力，也能讓下午上課精神有好的續航力。

一般來說，午睡最佳時間大約在起床後 7 小時左右，此時人體會有較高程度的睡意，大多能夠順利地睡著。理想的午睡時間以半小時為主，若真的感到很累，也儘量不要睡超過一小時，以免影響到夜晚的睡眠。

Nancy 在平常上課日的平均睡眠時間為 7.5 個小時，若有時候因為補習晚歸而較晚睡，她會選擇在午休時間儘量睡滿 40 分鐘，來補充下午的精神，考試前就算熬夜唸書，也儘量讓自己仍保有 6.5 個小時的睡眠。考完試後較輕鬆的兩週，Nancy 則會提早到 10：30 上床睡覺，比平常早睡 30 分鐘。

有效的補眠技巧，仍需維持固定的起床時間，才能讓睡眠系統持續地發揮作用。隨著睡眠問題的好轉，Nancy面對睡眠的態度也越來越輕鬆，相對的在校表現也逐漸改善，她開始有志同道合的朋友、有參與社團活動的邀約、假日可以「真的」與同學相約去圖書館唸書，而不再是躲到圖書館去飽睡大覺了。

面對考試也能擁有好眠

在青少年階段，除了課業以外，擁有自己的朋友圈也特別重要，他們渴望在彼此身上找到相似的興趣與滿足、足夠的支持與撐腰，也有很多青少年在這個階段開始談戀愛，發展屬於自己的親密關係。此時的他們需要有足夠社交時間，也因此許多青少年在睡前習慣用智慧型3C，比如平板電腦、手機來聊聊天、瀏覽社群網站等等。

別等臨睡才跟 3C 說晚安

當 Nancy 交到好朋友之後也是如此，她開始在睡覺之前，要丟幾句話給同學、追蹤錯過的好友們臉書狀態，也開始留意暗戀的男同學是否還在線上？睡覺前變成最亢

奮的時間，這樣的身心狀態，很容易就把應該很強的睡意趕跑，或者是要等到聊天告一段落，才可以放下手機或平板電腦準備睡覺。

但是等躺下後，反而腦袋很亢奮、不能冷靜下來，為此她常常不經意地晚睡，更重要的是平板電腦或手機的螢幕亮度，很可能也會干擾褪黑激素的分泌，造成生理時鐘再向後退，就更不容易入睡了。在治療的中後期，Nancy發現本來已經培養出晚上 11：00 就寢的習慣，竟然漸漸地延後了，睡意不再準時在 11：00 點出現，有時候甚至要等到過半夜 12 點，才能順利睡著。

其實不管寫功課、準備考試、玩平板或手機的小遊戲，還是跟朋友哈啦窮聊，都會讓人不知不覺的繃緊神經、保持清醒。所以即使擁有很強的睡眠債與穩定的生理時鐘，恐怕也敵不過持續亢奮高漲的精神狀態。

因此最好在睡前至少半小時，預留一個可以放鬆的時間，在這段時間裡，儘量不要再看手機或平板螢幕，可以背背英文單字、看課外書、雜誌、聽音樂，或做其他會感覺到舒服、放鬆的靜態活動；只要是可以讓自己覺得放

鬆、想睡的靜態活動，都很適合放在睡前來做。

那麼網路互動、聊天等等的活動，可以放在更早一點的時間，而並非是要犧牲掉青少年間熱衷的網路互動，很多時候與朋友「實體」的說說話，也可以帶來心情上的輕鬆感受，這種輕鬆也非常有利於睡眠，因此做好時間的分配是最重要的。經過與心理師溝通討論後，Nancy 決定把每天晚上睡前的一小時安排成自己的放鬆時間，她會瀏覽一下臉書、看看同學們分享的糗事或笑話，再花一點時間聽聽今天晚上心儀的男生在聽哪一首歌，最後睡前的 20 分鐘，Nancy 便不再使用電腦相關的產品。

在房間的椅子上，Nancy 開始做心理師教她做過的放鬆技巧，做著做著便慢慢感受到放鬆了，有想睡覺的感覺，便順利地躺上床就寢。在假日，Nancy 允許自己晚一小時左右去睡，但睡覺前依然不忘記預留放鬆時間，這樣的安排讓 Nancy 幾乎都可以很順利地入睡。

運動是很好的助眠技巧之一

Nancy 慢慢也發現只要有體育課的那兩天，她幾乎都

睡得比較沉穩，因為 Nancy 運動細胞好，不管是跑步、打球，還是游泳，總是很能享受體育課，也都很盡興地在運動，所以她想到了假使沒有體育課的幾天，若可以增加一點運動時間，會不會也可以睡得好呢？

　　於是 Nancy 開始利用沒補習的幾天放學後，在操場跑個半小時再回家，結果正如她所料，有運動的幾天總是睡得更快、更沉。事實上也是如此。

　　運動一直是被推薦、很好的助眠技巧之一，只要不要距離夜晚睡覺時間太接近，讓運動完亢奮的身體有時間緩和下來，確實是可以幫忙睡眠。

　　增加了運動習慣之後，Nancy 發現唸書的壓力在慢跑時都不見了，在那半小時裡面，她可以不用想功課、朋友或任何煩心的事情，只要享受運動的感覺，這也成為她很重要的紓壓法之一，每個禮拜能有幾次暫時拋開壓力的機會，就是讓心情放鬆或暫時逃開煩心事的好方法，而 Nancy 的好朋友也開始跟隨著她去跑步，幾次之後，她們約好要一起參加路跑比賽，為她們的跑步紀錄留下美好回

憶。

　　當 Nancy 越來越能主導自己的生活方式，安排自己的時間之後，她感到許久未曾有過的快樂，重要的是擁有了爸媽的諒解，她不再是爸媽口中散漫、不求上進、不能吃苦的草莓一族，反而讓爸媽看見她所展現出克服困難與挫折的耐力與決心。

文 / 林晏瑄

當小公主變美少女

　　小米和姐妹淘從一上大學開始，每個月都要來上一回「閨蜜下午茶聚會」，一方面可以彼此分享近況，另一方面也可藉此嚐遍各大美食餐廳。

　　但這天的聚會，小米一現身，垮著一張臉、面帶菜色，曉真促狹問起：「期中考是被當了幾科啊？」

　　「不會是跟男朋友鬧彆扭吧？」

　　「不對，應該是大姨媽惹的禍！」跟小米從國中就同學的芸芸，說得斬釘截鐵。

　　小米苦笑著拍拍芸芸：「算妳了解，對啦，是大姨媽害人不淺。」小米連坐下都得小心翼翼：「生理期來前一星期開始，一睡醒臉就浮腫；到傍晚，下半身的水腫讓鞋子彷彿買小了一號；即便到了夜晚，都早早上床了，第二天白天仍舊昏昏欲睡、情緒不是煩躁易

怒、就是脆弱到不堪一擊，搞得自己總是狼狽不堪。」

「我姐比妳更慘，她不但有這些惱人症頭，而且明知自己生理期近了，但總抓不準大姨媽要在哪時來，很被折磨呢，深怕大姨媽半夜來會血染床單、白天來則上班會出糗。我姊為了怕一下子量來得又猛又急，先墊上衛生棉，但往往幾天都不見蹤影，真讓她很抓狂。」芸芸借姊姊的苦惱，來安慰小米：「就算大姨媽來了，她又有小腹的疼痛不適、擔心側漏的輾轉反側、總要失眠幾天，搞得下班只想趕緊回家，連她男朋友都知道這幾天要識相點，少煩我姊為妙。」

依純馬上接話搶著說：「我的經前症狀剛好跟小米相反，我是要來之前，就睡得很不安穩，覺睡得片片段段，所以白天精神會變得很差，就容易暴衝、脾氣當然就不好，誰惹到我，算她倒楣。」

心貝奇怪的問大家：「我是不會有生理期來訪前後的不舒服啦，反倒是在排卵時，會出現下腹部悶痛、晚上睡不安穩、白天會愛睏、嗜睡，可是撐過那幾天，就天下太平了。難道說這生理期，會讓每個女生都有不同症狀的不舒服喔？」

生理期的自主管理

生理期相關的不適症狀，與各類女性荷爾蒙包含濾泡促進素、雌激素、黃體生成激素、黃體素的起落有著密切的關聯性，因此認識它們的週期，可以幫助我們有效管理生理週期所帶來的不適感。

一般女性正常的月經週期約 25–31 天，每一週期隨著荷爾蒙的變化可分作 4 個階段：

月經期（Menstruation）

是從經血來的第一天算起，一般出血持續天數約在 3–7 天之間，多數人的總出血量約在 30–100CC 之間。

濾泡期（Follicular phase）

是從月經來的第一天至排卵前的期間，歷時約 12–20

天。在此階段腦下垂體會分泌濾泡促進素，促使卵巢內的濾泡成熟，並分泌雌激素刺激子宮內膜的增厚。當其中一個濾泡最終成熟而排卵後，其他未成熟濾泡則自動萎縮。

排卵期（Ovulation）

指成熟卵子從卵巢排出進入到輸卵管的時間點，通常發生於月經週期的第 14–16 天左右。排卵前 24 小時，腦下垂體的黃體生成激素會激升至最高。

黃體期（Luteal phase）

排卵後至下次月經來的這段期間，稱為黃體期，約為 12–14 天。排卵後的卵巢，受到腦下垂體的黃體生成激素作用，會分泌很多黃體素，使子宮內膜更肥厚，以利於受精卵的著床。倘若沒有受精卵著床，則升高的雌激素及黃體素，會反抑制腦下垂體分泌濾泡促進素及黃體生成激素，卵巢因失去這兩個刺激素的作用，雌激素及黃體素的分泌因而銳減，導致子宮內膜的剝落，開始下一個月經週期。

容易干擾睡眠的月經週期荷爾蒙變化

一般來說，月經週期前後體內荷爾蒙的急劇變化，會明顯影響個體睡眠的穩定性。換言之，在黃體期與月經期的兩時間點，通常是睡眠最容易受到干擾的時期。不過，這樣的干擾卻有很大的個別差異存在，每個人感受到的困擾往往不盡相同。

排卵的不適，會影響睡眠

在排卵的前一天，體內的雌激素會增加，造成夜間快速動眼期（俗稱作夢期，是指人雖在睡眠中，但大腦仍然活躍，會作夢多在這段期間）比例微幅上升，加上身體的排卵疼痛、分泌物增加，包含陰道分泌物增多、呈水樣透明的雞蛋清樣條狀黏液、雌激素變化造成的子宮輕微出血、體溫略微升高、下腹疼痛、乳房脹或乳頭痛等，也會讓人的夜間睡眠品質變差，而容易造成白天精神不佳、嗜睡的相關症狀出現。不過也有許多女生對於排卵完全沒有不適的感覺，因此也不特別感受到在此階段的睡眠變化。

月經的週期變化表

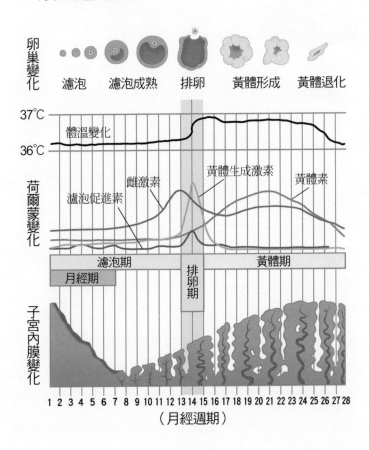

卵巢變化

濾泡　濾泡成熟　排卵　黃體形成　黃體退化

體溫變化
37℃
36℃

荷爾蒙變化

黃體生成激素
雌激素
黃體素
濾泡促進素

濾泡期　　　　　　排卵期　　黃體期
月經期

子宮內膜變化

1 2 3 4 5 6 7 8 9 10 11 12 13 14 15 16 17 18 19 20 21 22 23 24 25 26 27 28

（月經週期）

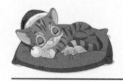

解決問題可以這樣做

　　雖說多數人可平安度過排卵期的荷爾蒙變化，但接踵而來的黃體期，卻往往才是女孩們的煩惱。黃體期的不適，主要源自於黃體素的劇烈變化，月經來前體內黃體素濃度升高，因為黃體素本身具有鎮定效果，會讓人不僅晚上睡得沉、睡得多，甚至到白天都還覺得睡不飽。

　　根據國內調查數據指出：有超過 5 成的女性朋友會在黃體期，經歷到生理與心理不適的症狀，這是大家常聽到的經前症候群（Premenstrual Syndrome, PMS）。飽受經前症候群所苦的人，在逼近月經期的這段期間，會經歷到較為強烈、難以忍受的不適症狀，包括身體腫脹、睡不飽的情形外，有些人還會有難以入睡、輕微腹瀉、乳房脹痛、焦躁不安、情緒低落等，甚至有約 5% 受經前症候群所苦的女孩們，會因為症狀太過嚴重，而干擾到其工作和生活功能。

經前睡不飽，可使用口服避孕藥來緩解

倘若發現在月經來前的 5–7 天，縱使夜間已睡超過
10 小時以上，白天依舊極度嗜睡，因而嚴重影響到白天
的工作或學業表現，那可能就得懷疑是否患上了「月經週
期關聯性嗜睡症（Menstrual-related hypersomnia）」。

目前月經週期關聯性嗜睡症，發生率雖不高，但多好
發於青少年的女性，造成的原因被認為可能與黃體素和泌
乳激素分泌量過多有關；讓患者呈現極度的嗜睡、精神不
佳。而透過白天的腦波檢測和夜間睡眠檢查顯示，這類患
者白天與睡眠欲望有關的慢速腦波（theta 波）所占比例
較高，顯示她們在白天確實有異常的嗜睡；夜間睡眠的長
度也會較月經期或濾泡期多上 2–3 小時，但各睡眠階段
的組成比例則與正常人無異。

在治療上，一般會使用含雌二醇與黃體素的口服避孕
藥來緩解症狀，不過通常在經期後，症狀即可有效獲得緩
解。值得慶幸的是，根據目前的案例報告，這類嚴重嗜睡
的情形，在進入成年期後就幾乎不會再發作。換言之，這
類的女孩們雖然年紀小時，得反覆受苦於一個月一次的嗜

睡發作，但長大後就能不靠藥物，順利擺脫掉月經週期關
聯性嗜睡症了。

經前症候群的減緩

一旦身體覺知道沒有受精卵著床，體內的黃體素便會
受到抑制而下降，倘若濃度變化過於劇烈，就可能會因為
失去具有安眠作用的黃體素，而出現晚上睡眠片段、白天
精神不佳的情形。除此之外，身體腫脹、胸部疼痛等不
適，以及情緒起伏不定，也都會讓人變得較為焦躁不安，
影響睡眠系統的正常運作，因而出現入眠困難或者半夜容
易轉醒等的症狀。減緩經前症候群的小撇步，讀者朋友不
妨也可以試試：

壓力管理

研究指出：經前症狀的嚴重度，會隨個人所經驗的壓
力而有差異表現。假設正面臨到重大壓力事件時，如考
試、人際衝突、感情議題等，本來就易發展出焦慮、煩
躁、悲傷等負面情緒，或者產生暫時性的睡眠困擾。一旦
又進入到荷爾蒙急劇變化的黃體期，原先外在的生活壓力

遇上生理的脆弱時期，就容易產生加乘作用，讓個體原已
不平靜的內在掀起更大的漣漪、難以平復。

　　請試著以更彈性的觀點，來面對壓力，避免以過度負
面、極端的思考鑽牛角尖，生命多半能自己找到出口，自
然而然的柳暗花明又一村。因此，若想要避免壓力侵擾的
加乘危害，建議要能時常做好生活中的壓力管理：

　　學習放鬆技巧，如腹式呼吸、肌肉放鬆、內觀冥想
法。初期執行這些練習時往往難以專注，記得要找個安
靜、舒適、不受干擾的環境，才較易達到放鬆的境界。

　　千萬不要心急地覺得深呼吸了幾下，應該就能達到放
鬆；對新手來說，每天花個 15–20 分鐘，持續練習 1–2
週，才能開始慢慢上手。如果過去曾經嘗試過這些方法卻
沒收到成效，請檢視一下，是否當初練得太快太急又太早
放棄了？

　　其次是善用外在資源，適時向身邊的家人、朋友、同
事求援，甚至是尋求專業的心理諮詢。一來可讓自己的情
緒有個出口，再者也可藉由吐露心聲的過程，將困境重新
整理、消化，甚至汲取有經驗者的意見，從中獲得實質的

協助，往往可成功的將危機化為轉機。

規律的運動

根據臨床研究，中強度的有氧運動，包含爬樓梯、爬山、有氧體操、快走、慢跑、跳繩、騎腳踏車等，皆可有效減緩經前症候群的症狀；且有助於提升夜間的深度睡眠比例。但就如同放鬆練習一般，臨時抱佛腳式的運動，是無法發揮太大效果的，建議每週至少要維持 3 天，每次大約 30 分鐘以上的運動習慣，才能收到最佳的功效。

中強度運動的目標：

● 心跳率＝安靜時的心跳率＋（最大心跳率－安靜時的心跳率）X60%~80%

● 最大心跳率＝ 220 － 年齡

舉例來說：一位 28 歲的女性，安靜時的心跳率為每分鐘 68 下，那麼她的最大心跳率為：220–28 ＝ 192，目標心跳率＝ 68+(192–68)×60%–80% ＝ 142-167 下／分。

在執行任何運動前和結束後，請都別忘了要做伸展操5–10 分鐘，以避免運動傷害和減少肌肉痠痛，否則不慎造成的痠痛不適，也會危害到睡眠。運動時間的安排，至

少需在睡覺時間 2 小時之前，否則運動完後精神容易過度亢奮，也會危害到睡眠。

口味清淡、營養均衡的飲食

許多女孩們在生理期來前，往往容易變身成大胃王，平時半個便當就飽了，但遇上生理期將至，即便吃光一個便當，到下午卻仍飢腸轆轆。要提醒的是，過量飲食一則容易造成體重增加，讓可能正在執行減重計劃的人，更挫折於減體重的停滯不前，或不降反升的無助感；二則容易造成睡前食物仍未消化完全，躺下入睡易造成胃酸逆流、腸胃不適等情形影響睡眠品質。

在生理期來之前，身體水分容易滯留，若飲食口味太重，可能會惡化下肢腫脹程度，讓身體更加沉重，影響白天情緒與夜晚入眠；所以選擇飲食原則應以清淡、少鹽低鈉爲主。建議可將飲食習慣稍做調整，下午茶和宵夜可選擇輕食或水果，避免體重增加或腸胃不適的困擾。爲了迎接即將到來的生理期，可能因出血造成鐵質大量的流失，也需特別注意保持營養均衡，或者選擇富含鐵質的食材，如菠菜、紅豆、紫菜、黑芝麻等，打好底子即可更安適且

順利地度過生理期。

適量補充保健食品

根據研究指出，維生素 E 和鈣質，皆被認為可有效改善經前不適的症狀，其中高劑量的維生素 E（國際單位每日 400I.U. 內），可改善食量變大及情緒不穩的症狀；而補充適量的鈣質（每日 1,200mg），可以有效改善心情煩躁、沮喪、食慾暴增、胸部脹痛和關節疼痛的情況；因此可考慮以補充「合法」上市的保健食品來緩解不適症狀。

安排充裕的時間休息

因為體內荷爾蒙的變化，容易造成夜間睡眠品質不佳或是白天嗜睡等症狀，因此更需要有足夠和充分的休息時間。建議在身體不適的這段時間，記得替自己多留點時間，好好抵禦睡眠品質不佳和嗜睡的干擾。

倘若提早完成工作早點返家休息會有現實上的困難，建議可藉由時間管理技巧，來幫助自己：將需要思考、判斷的工作，於精神較佳的時段完成，精神不佳的時段，則可做些例行性的行政事務、或需身體勞動的工作，避免瞌

睡蟲影響工作效率，較能收事半功倍之效。將較為緊急的
工作優先處理，再處理時效性不急迫的工作，即便到了下
班時間，也不需再為了趕最後限期而加班，壓縮到自己的
休息時間。

千萬不要企圖飲用含咖啡因飲料來提神，來管控生理
期前的疲倦感，因為咖啡因會惡化這階段的焦慮不安或憂
鬱的症狀；而且下午 4 點後，過晚飲用含咖啡因飲料，
也會影響睡眠品質。

諮詢婦產科醫師，給予藥物減緩症狀

倘若身體不適已嚴重干擾到工作與生活，建議要趕緊
尋求婦科醫師的專業協助。臨床上醫師的治療，取向多以
改變排卵狀況，或針對經前不適症狀做治療為主。

在改變排卵狀況的治療策略上，會使用某些抑制排卵
的藥物，包括一般常用的避孕藥、黃體素等類型藥物。而
緩解不適症狀部分，用藥就較為多元且複雜，例如以非類
固醇類的抗發炎藥物（NSAIDs）來舒緩像是抽筋、頭痛、
暈眩等症狀；使用抗憂鬱藥物或是抗焦慮藥物，來解決心

情低落、煩躁不安的心理症狀；用止痛藥減輕頭痛或下背痛；退奶藥物則可解除胸部脹痛的症狀；或用利尿劑改善水腫的症狀等。

對症下藥解決生理痛

當女性朋友體內偵測到沒有受精卵成功著床，會釋放促進子宮收縮的前列腺素，讓增厚的子宮內膜得以順利剝離，進入到月經週期。

但若是荷爾蒙分泌量太多時，往往會讓人疼痛難耐，像是痛到冒冷汗、在床上打滾、全身虛弱、四肢無力，有時甚至還會連帶引發噁心、嘔吐的情形。不過這類型的生理痛持續時間通常較短、不會超過一天，且在年紀漸長或生育後即可緩解。倘若超過 25 歲或生育後，生理疼痛才開始，或依舊持續，那麼就得注意是否為子宮病變或特定疾病所引起，比如盆腔炎、子宮內膜異位、子宮肌瘤、卵巢和輸卵管腫瘤等，這類型的疼痛持續較長，通常在一天以上，最好能進一步至婦科查明原因。

根據統計，年輕女性之中至少有六成有生理痛，有些研究甚至顯示比例高達九成。對有生理疼痛困擾的女孩，

肯定常有因爲腹部傳來陣陣的悶痛而無法入眠的經驗。針對這樣的不適，建議可以採用非藥物或藥物的不同策略來管理疼痛。

善用食療，緩解疼痛

許多有生理痛的女孩，爲了緩解疼痛、加上可暫時放下減重計劃的心態，會用熱巧克力、焦糖瑪奇朵等甜食來緩解疼痛不適。

雖然溫熱的甜食可以讓血管舒張，有助於減緩經痛，但其實這類甜食止痛的效用，多主要是心理影響生理，藉由滿足愉悅的感受，來忘卻疼痛。但畢竟巧克力和咖啡飲品中皆含有咖啡因，反而是導致經痛的原因。

若是喜歡香甜的溫熱飲，較建議改飲用黑糖水，以中醫的觀點而言，黑糖屬溫補食物，具有活血散瘀、溫經散寒、緩和疼痛的功效，較能有助於緩解經痛。而且黑糖富含鈣質，可讓肌肉收縮、神經穩定，亦對舒緩疼痛有良好的成效。

其他如富含色胺酸的食材，像是香蕉、牛奶、堅果、黑芝麻、豆漿等，也很建議可於生理期時食用來緩解不適。與睡眠密切相關的褪黑激素，可讓人心情愉悅的血清素，都是由色胺酸所合成的；多食用含有色胺酸的食物既可改善情緒又可舒眠，相當適合用來抵禦生理疼痛的不適感。

正確用藥，管理疼痛

在生理期前做好疼痛管理，是擁有良好睡眠品質的一大重點。對於總覺得有輕微疼痛的人，採用食療或許即可做好疼痛管理。但對於會痛到在床上打滾、嘔吐、昏厥的女孩們，就非得靠藥物來管理生理不適了。

對大多數的生理痛患者來說，非類固醇類的消炎止痛藥物，可有效緩解生理期的疼痛問題，或者需請教專業醫師診治，看是否有其他疾病如子宮內膜異位存在的可能性。對於止痛藥物腸胃副作用明顯的人，可考量選擇併有雌激素及黃體激素的口服避孕藥，減少生理期間前列腺素的製造和子宮收縮的強度，達到緩解經痛的成效。

解除疼痛，輔助療法也行得通

　　熱敷，也是不少女性在月經期間會使用的輔助療法，將溫熱的水袋用來熱敷下腹部，對於緩解經痛也有一定的效果。因為熱敷可以讓肌肉放鬆、改善血液循環，同樣可用來舒緩疼痛不適。但要小心熱水袋的水溫不要太高，且應該要包覆上毛巾再接觸下腹部的皮膚，以避免長時間接觸皮膚會造成燙傷。

肌肉放鬆法

　　除了熱敷之外，肌肉放鬆練習對於疼痛管理也有相當的成效，一方面可藉由放鬆骨盆腔周圍肌肉，減輕腹腔肌肉痙攣造成的疼痛；另一方面，生理痛附加的頭痛、腰痠不適，也都可藉由放鬆練習來改善。透過收緊特定部位的肌肉，讓它保持緊張的狀態，感受該部位肌肉的緊張，但時間不宜超過 5 秒，然後放鬆，儘量將肌肉放鬆，用心去感覺肌肉「緊張」和「放鬆」之間的不同。練習的動作、部位，依序可先做漸進式肌肉放鬆法，等可明確辨識肌肉收緊與放鬆的差異，且對於放鬆各部位肌肉已相對精熟

時，即可改採用直接放鬆法來進行疼痛的改善與管理。

　　當做完各部分肌肉執行放鬆和收緊 2 回合後，可再從頭到腳感受一次，有哪個部位的肌肉仍處於緊張狀態，將注意力放在該部位，試著將它放鬆。待靜心享受全身肌肉放鬆的狀態 2–3 分鐘後，再慢慢張開眼睛，讓自己從放鬆的狀態回復到警醒的狀態。

漸進式肌肉放鬆法

● 輕閉眼睛，找到自然舒適且放鬆的姿勢，調整呼吸
　至緩慢的韻律。

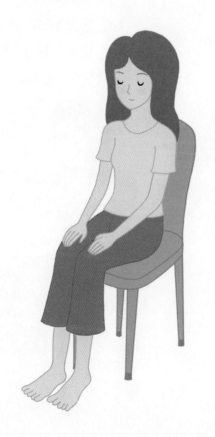

★手臂與肩膀的放鬆

1. 雙手握拳置於大腿上。

2. 平舉至胸前，手指朝
　　天花板，讓手掌與前
　　臂呈九十度角狀。

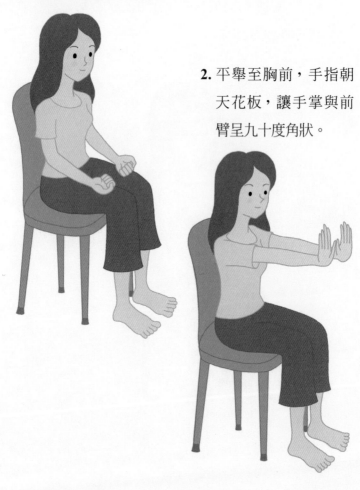

3. 雙手掌靠耳邊，兩手肘於胸前靠攏。

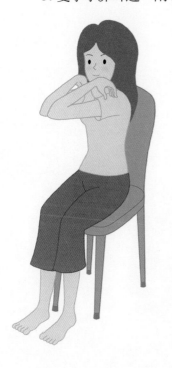

4. 聳肩，讓兩邊肩膀盡可能貼近兩耳耳垂。

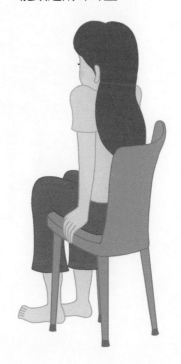

5. 雙手放鬆，回到自然舒適且放鬆的姿勢。

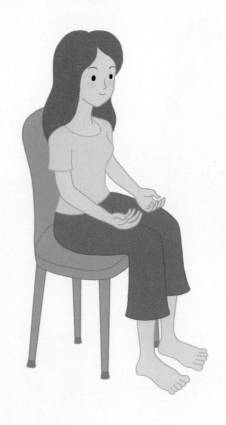

★臉部的放鬆

1. 用力皺緊眉頭→閉緊雙眼圍肌肉→咬緊牙關、閉緊
   雙唇、下顎、嘴唇周圍、下巴與頸部。感受臉部肌
   肉緊繃的感覺。

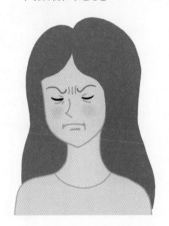

2. 感受臉部肌肉緊繃感覺
   之後再放鬆。

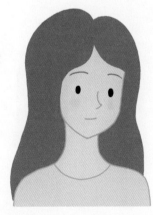

★胸腹的放鬆

1. 雙肩向後靠攏，彷彿上
半背肩胛骨夾著一顆球。

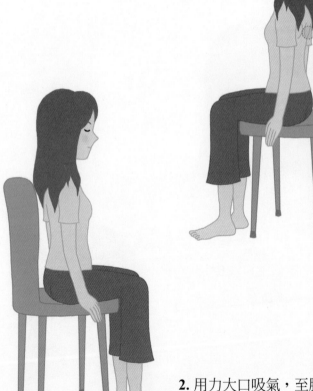

2. 用力大口吸氣，至胸腹鼓
起並憋住氣。

★雙腿的放鬆

1. 併攏雙膝，大腿夾緊，伸直抬起。

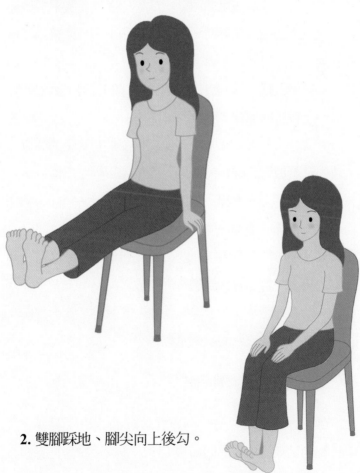

2. 雙腳踩地、腳尖向上後勾。

直接放鬆法

若已可明確辨識肌肉收緊與放鬆的差異，且對於放鬆各部位肌肉已相對精熟時，即可改採用下列方法來進行疼痛管理。

- 輕閉眼睛，找到自然舒適且放鬆的姿勢，調整呼吸至緩慢的韻律。
- 安靜的檢視一下身上有無任何部位有緊張的感覺，試著放鬆該部位的肌肉，可依循下列順序檢視：雙手掌心→手腕→前臂→上臂→肩膀→頸部→臉部→背部→胸部→腹部→臀部→腿部。
- 各部分肌肉檢視完後，從 1 數到 10，每唸完一個數字，會感覺到身體更加的放鬆。
- 同樣靜心享受此全身肌肉放鬆的狀態 2–3 分鐘後，讓自己從放鬆的狀態甦醒過來。

別讓滲漏，影響睡眠

在生理期來時，另一個影響睡眠品質的問題就是側漏。特別是在流量較大的前幾天，許多女孩總是抱怨擔心

流量太大血染床單，不得不緊張兮兮地保持固定睡姿，深怕睡沉了，一個翻身就得在半夜爬起來換床單、換被單，造就了所謂的「情境型失眠」。

　　事實上，想擁有良好睡眠品質的重要條件，就是睡前應適度的放鬆身心，讓身體與腦袋都準備好休息入眠。倘若心頭掛念著側漏問題，會讓睡前容易焦慮不安，那麼睡神就難以翩然降臨，或者是入睡後一個翻身就自動轉醒，甚至為了保持整夜不動，而睡得腰痠背痛。

　　為了避免滲漏發生，建議可以選用吸收力較佳、加寬加長的衛生棉，若是比較害怕悶熱的人，也可使用棉條加上超薄型的衛生棉，甚至在床上鋪上較易清潔的幼兒防水尿墊，縱使不小心側漏，也能減輕不好清理的困難度，做好充足的事前準備，減緩因為擔心側漏的緊張感，才能在大姨媽來訪時，也能安穩睡好覺。

文／詹雅雯

宿舍生活的睡眠干擾

　　Bernice 開始了她全新的大學新鮮人生活，這是她頭一次離家在外住宿舍。因為學校規定大一新生要住宿，因此她必須跟另外三位不同系的室友共住一間房。

　　搬進宿舍的頭一天，只有她跟另一位室友月音留宿，和新室友閒聊了一會兒，彼此就道晚安關燈就寢。但因為對環境不熟悉，Bernice 翻來覆去了一陣子，聽著室友沉重的呼吸聲，更讓 Bernice 有些心煩意亂，開始懷念起家裡自己的房間、自己的枕頭、自己的被窩，花了好長時間才沉沉睡去。

　　隔天大清早，朦朧中，門外走廊傳來同學們腳步聲、互相打招呼聲，Bernice 掀起被子蓋在頭上，試著讓自己再睡一下，補個小眠也好。卻又被校園裡第一堂課的鐘聲和百葉窗透進來的陽光給亮醒，但隨著門

外同學的走動聲越來越頻繁，睡意似乎也離 Bernice 越來越遠了。

躲在棉被裡，Bernice 聽著同寢室友也起床了，她乾脆坐起身來，出門下樓到浴室去盥洗，望著鏡子中的自己，睡眼惺忪、滿臉疲態，美少女該有的風采全然不見！

Bernice 嘆口氣，心想才住宿的第一天，就睡得這麼不安穩，真希望接下來的日子，自己能夠盡快適應這不一樣的新環境才好。

輕鬆出招，熟悉睡眠環境

陌生的睡眠環境，對於一些體質較敏感的少女們，總是需花費一些時間適應。就如同遠行時，住宿旅館的頭一天，較不容易睡好一般，可能是伴隨著旅行的興奮感與對環境的陌生，容易讓跟睡眠系統作用相反的清醒系統，變得更加活躍，使我們得花更多時間才能放鬆身心入眠，甚至有時入睡後，仍舊十分地淺眠；一旦有光線或聲響出現也就更容易干擾睡眠。

預防環境中的干擾源

睡眠環境應盡可能保持昏暗，雖然開燈入眠或許能減少對陌生環境的恐懼感，但燈光也容易干擾睡眠系統，讓人更容易睡得不安穩。此外，若朝陽一早便會直射入房間，當然讓人比預定的起床時間更早就清醒。對於陌生環

境中的睡眠干擾，可以先做的預防準備包括——

戴眼罩

推薦可以到市面上購買眼罩，在睡覺時戴上，或者要求宿舍樓長，協助更換遮光性較佳的不透光窗簾。

善用耳塞或耳罩，協助降低噪音

聲音是影響睡眠的重要因素，在自己家的睡眠環境或許能保持絕佳的安靜。但搬到共宿的宿舍後，環境的聲響往往很難滿足對安靜要求較高人的標準。事實上，超過70分貝的聲音，確實就可能讓人難以入睡，規律呈現的低分貝約50分貝左右，背景音如風扇聲、冷氣聲則較易被接受。

因此若睡覺時無法有效改善噪音干擾，建議可以舒適的耳塞或耳罩來協助降低噪音。反之，當室內太過安靜時，突如其來的環境聲響、自己的心跳聲，也容易被凸顯或放大，而干擾睡眠品質，所以也不需強求睡眠環境得寂靜無聲才好。倘若居住在非常安靜的地區，飽受有一丁點聲響就被嚇到的困擾，也可採購白噪音（white nose）製

造機，會發出如前述電器用品般，規律且低頻的聲響來幫助入眠。

25℃左右室溫，容易進入夢鄉

睡眠環境的理想溫度，依個人主觀的感覺而有差別，太熱或太冷一樣都會影響睡眠的品質。溫度太高時，容易讓人身心煩躁而不易入睡，或者半夜因流汗的黏膩感而睡得不安穩；溫度太低，對常手腳冰冷的少女們而言，也很難好好入眠，或者半夜有人會因太冷而醒來。

人體的體溫會隨著入睡時間的增加而有些微的下降，建議入睡時，可先將室溫調整至約 25℃左右，產生一個令人容易進入夢鄉的環境，然後利用冷氣的舒眠功能，讓室溫回升至 27℃左右，並儘量保持恆溫，就能營造一個舒適的睡眠空間。雖然宿舍的冷氣往往需要購買儲值卡才能使用，但是千萬別因為要省錢，強迫自己處在一個不舒適的環境中睡覺。

適合睡眠的相對濕度大約在 65% 左右

房間保持適當的濕度，可以讓有過敏問題的女孩們擁

有更好的睡眠品質。濕度是一般人較不會注意到的環境因子，若宿舍位於較為濕冷或是常常陰雨不斷的地區，就不難從宿舍牆面上的壁癌看出宿舍的潮濕程度。

假設本身有過敏性鼻炎體質，生活於這樣潮濕的環境往往容易惡化過敏的症狀，甚至會因為晚上鼻塞而睡得不好。反之，若房間冷氣開得太強，房間內過於乾燥，也會使得鼻腔與口腔過於乾燥而影響到睡眠的品質。一般來說適合人睡眠的相對濕度大約在 65% 左右，建議可以利用空調、自動除濕機，或是冷暖氣機來調整室內的濕度，避免環境中有太濕或太乾的情形。

破除寢具迷思

選擇自己習慣、舒適的寢具才能有助睡眠。許多女孩初搬到宿舍，可能會採購許多新寢具，包含床墊、枕頭、被子等。建議若自己是認床嚴重的宿舍新生，還是帶上家中自己的舊枕頭、棉被，或至少帶上家中睡習慣的枕套、被套，以減少不適應的失眠。

寢具重點，在於自身是否覺得舒適合宜

　　若可接受新寢具，也需注意床墊的支撐性、枕頭高度是否符合自己的睡姿。一般來說學校宿舍多為木頭床板，若習慣睡較軟的彈簧床墊者，在採購新床墊時先試躺、多試幾回再做決定。枕頭部分，也應依據自己習慣趴睡、仰躺，或側臥等不同睡姿，來選擇適切的高度，依序分別為趴睡最低、仰躺次之、側睡最高。不過，也別因為睡不好，一再檢驗是否床墊支撐力不足、枕頭高度不對等等，搞得自己上床後，還在反覆確認舒適度而心煩氣躁干擾入眠。

　　寢具偏好的個別差異也很大，重點在於自身是否覺得舒適合宜，有時過度追求完美標準，反倒有礙睡眠。另一要特別提醒的是「寢具的衛生清潔」，使用過久的棉被和枕頭可能會孳生大量的塵蟎，容易誘發過敏；所以每隔2–3週就應清潔一次。為避免寢具變形而影響睡眠的舒適度，每隔1–3年就應該更換一次枕頭，床墊則建議每10年更換一次，以維持良好的睡眠環境。

徹夜狂歡之後

隨著學期的展開，上課外、社團、聯誼，占據 Bernice 和室友們的生活重心。尤其一位室友鵑鵑被選為系上的公關，總是積極拜託 Bernice 和其他室友們幫忙，接洽跟各自系上的聯誼事宜。由於室友很吃得開，讓她在新生圈中非常地活躍，晚上男宿吃宵夜和夜唱的邀約也總是不斷。有時候，班上同學也會邀約 Bernice 一起去通宵夜唱或是殺到陽明山去看流星雨，讓 Bernice 的夜生活也相對多采多姿。

上大學之前，Bernice 總是 12 點就上床擺平自己，現在上床時間往往不會早於凌晨兩三點，起床時間自然也就日漸推遲到中午過後，特別是通宵夜遊，醒來往往就直接吃晚餐了。到新學期過半，早上的課 Bernice 越來越少能準時去上，只有在同學打電話通知要點名時，才會硬著頭皮爬起來去上課；即便不得已，必須在早上爬起來上課或參加活動，腦袋卻也不聽話的似的，完全無法思考或是專注於課堂老師上課的內容。

週末回家，因為平時在宿舍晚睡習慣了，爸媽催促上

床時 Bernice 根本就毫無睡意，即便躺上床，也翻來覆去
睡不著，總是趁爸媽睡後，再偷偷爬起來 PO 個文、看一
下 BBS 的班版，或者上一下臉書。剛開始時，早上爸媽
還是會在八、九點來叫 Bernice 起床吃早餐，但 Bernice
根本爬不起床，總得等到過中午，Bernice 才會醒來把早
午餐一起解決。爸媽從懶得管到開始碎碎唸：「這樣晚睡
晚起，會搞壞身體，平常在學校上課，怎麼可能爬得起
來？畢業後上班該怎麼辦⋯⋯」

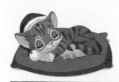

解決問題可以這樣做

　　正值大學階段的女孩們，可能常常因為夜唱、參加社
團活動、營隊訓練等等而通宵熬夜，或是為了準備期中
考、期末考試而挑燈夜戰，經過一整晚、甚至是長時間的
睡眠剝奪後，就會趁週末或是沒有課的時間大量的補眠。

穩定生理時鐘，才能成爲元氣美人

當長時間睡眠不足，再大量補眠的交替作息，往往會讓身體內在的生理時鐘變得混亂。一般來說，內在生理時鐘的節律，本來就較外界環境的 24 小時制長一些，所以生理時鐘有容易後移的傾向。

根據研究指出，若連續週末兩天，較平時週間晚兩小時上床入睡，早上晚兩小時起床，就會延遲我們內在生理時鐘約半小時。因此當因考試或是休閒活動熬夜時，生理時鐘就容易較原本的作息時間往後推移，長時間下來，會變得睡眠時間越來越往後延遲。

當必須提前上床時，因爲睡眠時間越來越往後延遲，使得躺在床上翻來覆去要花上一段時間，才有辦法入睡，甚至讓女孩誤以爲自己有失眠的傾向。早上偶爾必須早醒時，也會因長期睡過午的作息，使生理時鐘較預定醒來的時間延遲，讓起床變得困難，白天也特別容易感到昏沉或是疲倦，對上課的影響，可想而知。

調整生理時鐘速度的招數

有時遇到一些偶發的事件，如期中考週、社團成果展、營隊營前訓等，迫使生理時鐘較原來作息時間延遲。當這些活動結束後，若想縮短上課遲到或是晚上無法入睡的困擾，就可以運用一些小撇步，來幫忙自己加快調整生理時鐘的速度。

固定起床的時間

如果生理時鐘已經延遲了，要早點爬起床，確實有一定的困難度，但是就如同沒吃早餐一樣，到中午會因為飢腸轆轆而想吃得更多。強迫自己早起，會造成前一晚的睡眠不足，隔天身體會為了償還睡眠債，而早些出現睡意，對於往前調整生理節律具有相當的成效。

到戶外接受光照

起床後盡快到戶外接受光照，充足的光照可以幫忙調整生理時鐘。

一般來說，接近起床時間點的光照，有助於往前調整生理時鐘，相反地接近入睡時間點的光照，則是用來延後生理節律。

如果想調整生理時鐘，絕不要忘記這個免錢又非常有效的地球資源。不過若身處的城市或季節無法有充足的光照免費資源，也可考慮到睡眠中心租借光照機來使用，一般來說借用 1–2 週時間，費用大約兩三千元，即可解決生理時鐘紊亂的困擾。

不必擔心怕曬，因為調節生理時鐘的光照，主要仰賴眼睛的吸收，但是眼睛不用直視，會造成眼睛的傷害，所以只要讓眼睛接觸到光線，臉部和身體都可以做足萬全的防曬工作。新型的光照機多已濾除紫外線，以減少對眼睛和皮膚的傷害，所以無須擔心近距離使用光照機的不良副作用。

褪黑激素

褪黑激素對於調整生理時鐘非常的有效，但是要在正確的時間點使用才能達到成效；通常會建議：

　　在接近睡覺時間前 3 小時使用褪黑激素，可以幫忙把生理時鐘往前拉，較早產生睡意，能成功提早入眠，避免早上又因睡過頭、爬不起來而遲到。

　　不過要注意的是，多數市面上所販售的褪黑激素皆為人工合成，有少數品牌主打天然製成來吸引民眾購買，但此類保健食品，多從牛或家畜腦內所提煉，若未經過仔細檢驗，恐怕會提高感染狂牛症的風險，因此在購買時要提高警覺。若沒有管道從國外取得褪黑激素，那也可以到國內醫院求助睡眠門診的專業醫師，開立作用在褪黑激素受體上的助眠藥物，它對因生理時鐘紊亂所造成的入睡困難症狀療效佳。

　　褪黑激素有包括嗜睡、頭暈、嘔吐等常見的副作用，且會對泌乳激素造成干擾。所以若將晉升為孕婦或哺乳婦女時，就不適合以褪黑激素補充劑來助眠。

睡覺磨牙怎麼辦

期中考試即將來臨，室友們個個人心惶惶，Bernice 也因為蹺掉太多堂早上的必修課，不得不挑燈夜戰，猛 K 根本沒上過課的書本內容。

因為擔心爸媽會拿期末的成績單開刀，讓 Bernice 的考試壓力沉重了起來，加上睡眠不足，讓她不僅每天都腰痠背痛，連嘴巴咬合處的關節和肌肉，也常常發痠疼痛。好不容易撐完了期中考，因為下巴咬合處關節和肌肉實在太不舒服了，Bernice 便與室友討論：「這個問題該去求助哪一科好？」四人熱烈討論，月音才幽幽提起：「期中考讓 Bernice 的睡覺磨牙變得更嚴重。」

在家一直都有自己獨自房間的 Bernice，才知道原來自己有磨牙的問題，室友們接著說：「剛開始還摸不著頭緒，不知道那個恐怖的聲音從哪來？還以為是寢室裡有什麼不乾淨的東西？還是有老鼠出沒？嚇得我們起雞皮疙瘩，後來結伴循聲找線索，才發現是 Bernice 磨牙發出來的聲音。」

做好壓力管理

傳統牙醫的理論觀點，夜間磨牙多與咬合的不良有關係，但此觀點已被眾多實驗所推翻。目前新興的睡眠醫學觀點則認為：夜間磨牙與心理社會因素、和睡眠片段化有關。生活中的壓力會引發我們的生理產生變化，包括心跳加速、呼吸急促、皮膚乾燥和肌肉緊繃等。其中最常被覺察到的肌肉緊繃位置，就屬肩頸或上半背部的肌肉群。通常人們會選擇去做 SPA、泰式按摩、岩盤浴等，讓這些肌肉群鬆弛開來，消除腰痠背痛的不適感；但是，對壓力反應也很敏感的顳顎（下巴）關節附近的肌肉群，卻往往被大家給遺忘了。

當我們承受白天長時間的壓力，事實上，往往不自覺就「咬牙切齒」起來，到晚上睡覺時，若沒有經過適當的放鬆，就很容易發展出磨牙的行為。

壓力也容易讓人們晚上睡覺時容易轉醒，無法持續維持熟睡，這類睡眠中斷醒來的過程，常常會誘發神經抽動，導致夜間磨牙的現象。

　　實證研究也指出，當人承受的壓力越大，磨牙的情形也相對會變得更加明顯或嚴重。因此良好的壓力管理，包含做好時間規劃，避免讓事情都強碰一起，或者一次攬太多事務在身上，都易使人忙到焦頭爛額。維持健康的飲食和規律運動的習慣，可以有效幫忙大家放鬆身心，釋放生活中過多的壓力；調整不合理的想法，避免因為過高的期待，或是要求一絲不苟的行事風格，常給自己帶來太多的壓力。

正確診斷睡眠問題，夜夜磨牙不再來

　　除了壓力之外，睡眠呼吸中止症也是另一個常見導致磨牙的病因。睡眠呼吸中止症是指夜間入睡後，有呼吸障礙，如打鼾、喘息或呼吸暫停等情形，導致即便有充足的睡眠量，與排除生理、藥物干擾下，白天仍有嗜睡、疲倦、睡眠不具恢復性的困擾。在客觀的夜間睡眠檢查結果，可發現病人的呼吸中止或淺呼吸指數每小時大於 5 次以上。

　　由於夜間呼吸障礙會造成體內血氧濃度下降，腦部必須短暫地中斷睡眠，以回復正常的呼吸，雖然多數人對於

此類短暫覺醒並沒有意識的覺察，但整夜頻繁中斷睡眠，
還會造成個體主觀認為睡眠品質不佳、多夢，或是睡眠不
具恢復性。嚴重的話，可能經驗到睡眠連續性不佳、容易
轉醒、睡眠持續性失眠，因此也容易導致磨牙的發生。

　　一般來說，睡眠呼吸中止的危險因子包含了肥胖、鼻
中膈彎曲、嚴重過敏、下顎後縮臉型等，有此類潛在問題
的人，可能要多注意自己在夜間睡眠時是否有打呼？睡夢
中被口水嗆到？因夜間缺氧，所以白天醒來頭痛？多夢、
夜間頻尿等症狀。在處理磨牙問題時，也別忘了要一併跟
專業睡眠醫師報告，才能雙管齊下，解決打鼾和磨牙兩大
惱人又令人害羞的症狀。

「咬合板」與「止鼾牙套」

　　有些磨牙的情形，並不單純只是因為壓力所誘發，有
些人可能即便在身心放鬆的情形下，也會有磨牙的問題，
倘若磨牙頻繁的出現，長久下來就可能會造成牙齒磨損、
破壞牙周，甚至是牙齒鬆動及顳顎關節痛等問題。此時就
會建議要找專門的牙醫幫忙，製作咬合板或牙套，在睡覺
時戴上保護牙齒。

咬合板

功用在於可以幫助開口肌及閉口肌放鬆，減少夜間磨牙的發生，但傳統咬合板的缺點，是會讓嘴巴不易閉合，而惡化睡眠呼吸中止問題，使得睡眠品質更加惡化，造成惡性循環。

止鼾牙套

可以維持呼吸道暢通，減少夜間喚醒次數，有助於提升睡眠品質，所以常被用來治療夜間磨牙，根據 Lavigne 教授的研究發現，止鼾牙套可以降低三分之二以上夜間磨牙病患磨牙的頻率及嚴重度。建議有夜間磨牙的人，應尋找對睡眠醫學有所理解的牙科醫師，來處理自己的磨牙困擾，較能對症下藥解決問題。

室友相互體諒，
共創優質睡眠

　　期中考後，Bernice 發現前半學期這樣混亂的生活，讓自己在考試成績上付出了慘痛的代價，考前熬夜的成效非常差，不僅唸書時內容不太記得進腦中；早上考試時，也因爲還在半睡半醒中，根本就無法專注思考，甚至還有幾科是在似醒似睡的夢中完成。Bernice 好擔心到期末成績單送回家時，會出現滿江紅的難堪場面。

　　Bernice 決定要好好調整自己的作息，一方面不想再因爲點名沒到，讓已經悽慘的成績更雪上加霜，一方面聽老師講解一遍，把筆記做清楚，期末考前準備起來也應該會輕鬆許多。好不容易花了一番功夫，讓自己的生理時鐘往前拉，並維持規律的作息，沒想到萬人迷室友鵑鵑，又開始了她夜夜笙歌的生活，有時候自己都關燈就寢了，她還是手機來電、簡訊鈴聲不斷，也沒有自覺應該要把手機

切換成震動或者到走廊去講電話。

　　常常鵑鵑在房間內講電話，講得口沫橫飛，開心尖叫、驚呼、爆笑，樣樣都來，完全無視於已經就寢的三位室友感受。有時候 Bernice 幾乎要入眠了，鵑鵑的手機鈴聲大作，Bernice 又被驚醒過來。鵑鵑經常高興地徹夜情話綿綿，也讓 Bernice 只好跟著一起失眠。

　　在忍耐了近一週後，Bernice 終於忍無可忍地決定要攤開來把話說清楚，趁著一個月一次的室友聚，把這個問題提出來討論。只是 Bernice 萬萬沒想到，室友們竟然齊聲反嗆 Bernice：「妳大清早設定的鬧鐘響，也同樣造成我們的困擾。」因為 Bernice 早上盥洗和梳化整理動作比較慢，所以都會提早一小時起床，可是室友們不是早上課少，或者盥洗動作快，並不需要那麼早起，自己設定的早起鬧鐘，反成了擾人清夢的行為。

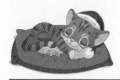

解決問題可以這樣做

　　多人共居的寢室，碰到作息不一致的室友們，是常見

的現象，往往會成爲心生嫌隙的導火線。每個人對於聲響和光線的容忍度各有不同。深夜敲鍵盤、跟朋友 LINE 或是玩線上遊戲、睡覺要開夜燈……都可能在不自覺的情況下，造成其他室友的困擾。因此，建議對這些聲光刺激較敏感的人，可在入學前的住宿調查表中，表明你作息的習慣與需求，請學校負責分派宿舍的組長幫忙做較妥善的安排，或者以婉轉、間接的方式向室友們表達妳的需求。

當然神經較不那麼敏感的人，也應多體諒睡眠系統較爲脆弱的室友，改用無聲的鍵盤、不需情緒激動的打字、調整床位，或是調整小夜燈的位置避免光線干擾到室友們，相互體諒才能創造出彼此都滿意的睡眠環境。

睡前儘量保持平和情緒，放空的心靈

一種米養百種人，一定有很多人也曾碰過無法溝通的室友，甚至到最後雙方交惡，連宿舍都不想回去；或者即便共居一室，卻各自心懷鬼胎，只要對方跨了界，做出讓自己無法忍受的舉動，就氣得火冒三丈，憋了滿肚子的怒氣而失眠。

其實入睡前的怒氣或是煩惱，會提升與睡眠系統拮抗

的清醒機制的作用，讓身體因為過度亢奮而抗拒了睡意的降臨；因此睡前保持平和的情緒與放空的心靈，是相當重要的。倘若真的不幸遇上了難溝通的室友，可先嘗試著藉由睡眠小道具如耳塞、眼罩來減少干擾，並於睡前做些腹式呼吸、肌肉放鬆等練習，來轉移對室友的怒氣，應可有效減少入睡所需的時間。

　　倘若對室友的忍耐情緒已瀕臨一觸即發的地步，連轉換心境也無解，也可向舍監或是分派宿舍的組長，提出更換寢室的需求，或許，下一間寢室或下一批室友們會更好。總之，不要讓負面的情緒不停累積，成為天天睡前的反芻，這對健康和 EQ，都會造成很大的殺傷力。

文／詹雅雯

第二章

輕熟女期的睡眠困擾

輪班工作

　　敏敏在教學醫院上班，已經擔任內科病房護理師超過兩年。說起工作，看著她眼睛閃閃發光，滔滔不絕地描述起與病人互動的狀況，對於專業判斷及照護有著嚴謹的自信；換談起與同事相處或一同出遊的趣事，讓人感覺她是情感豐富，心思細膩的女孩子。

　　只是一提到睡眠，敏敏只能聳了聳肩，清秀的臉龐蒙上莫可奈何的神情，坦白直言：「對於護理師的工作，我當然是相當有熱忱、覺得很有意義，與同事相處也愉快，其實很喜愛目前的工作環境。可是，非得輪班工作不可，讓身體真的大感吃不消。」

　　身旁關心她的男友與家人，都力勸敏敏要以身體為重：「轉職算了啦，不要再做輪班工作了，妳還年輕，健康比什麼都重要。」

　　敏敏開始抱怨體力大不如前、經常忘東忘西、專注力時好時壞的次數越來越頻繁，有時連自己都不免擔心，會不會因此發錯藥？或是打針時針頭不小心戳到自己？而近半年來，小病小痛也變得常來騷擾、像感冒、頭痛、腸胃不適，糟糕的是皮膚狀況不好，不斷地冒出痘痘，更是讓她經常到中醫診所報到，想調養好身體，然而中醫師只是邊搖頭邊告誡敏敏：「要把睡眠調整好，才是治本的方法。」

　　經過同事一再推薦，敏敏決定走進睡眠中心的會談間，向睡眠心理師述說自己的困擾，希望找到支持她繼續護理工作的聲音，以及有效改善睡眠的方法。

來自生理時鐘的抗爭

　　敏敏常有難以入睡、淺眠、睡眠中斷的情況。

　　通常碰到輪班時，下了小夜班（16：00–24：00）或是上大夜班（0：00–08：00）後，敏敏常已經感到又倦又累，覺得應該要早點上床睡覺休息，然而在此時，不是因下了班想放鬆做自己的事情，就是看著窗外明亮的天色，想睡也睡不著；有時即使累到馬上去睡，也感覺自己睡得很淺、有一點動靜就容易醒來，難以像過去一樣，一覺睡醒，起床就神清氣爽。

睡眠不足的打瞌睡

　　輪班工作方式，讓敏敏的睡眠經常被切成兩段，她在上班前若沒有事情，會再小睡一下；但有時因為朋友相邀或約會而作罷。由於下班之後的睡眠，並沒有讓敏敏覺得

飽足，因此在上班時，若從事較靜態的活動，像是寫病歷，便很容易會感到想睡，甚至有時會因精神太差打起瞌睡。儘管同事間沒多說些什麼，不過畢竟是醫療服務，讓病人家屬看到觀感也不太好，這樣的感覺還是讓敏敏自己感到焦慮緊張。

心情焦慮、易怒

睡眠剝奪對於情緒上的影響，比起敏敏能夠意識到的還麻煩許多。

敏敏的家人和男友常說：「妳的個性變得越來越急躁，對需要等待的事情，容忍度變差、容易發脾氣。」

經身邊的人一說，敏敏回想起和病人家屬溝通時，疲累的她，有時對這些抱怨感到越來越不耐煩，只想盡快打發他們。但在事後又非常懊惱，怪自己應該可以有更好的應對方式，也經常擔心這、擔心那而焦慮，連男友都忍不住提醒：「妳怎麼有的沒的想這麼多，把自己搞得壓力那麼大？」

警覺度下降

其實最讓敏敏擔心的影響，莫過於記憶力變得不好，很常感覺沒辦法把事情一次到位的處理完。在工作上注意力變得短暫，常讓自己在病房和護理站之間來來去去，只因忘了走這一趟是要去幹嘛？敏敏都得時時告訴自己：「要打起十二萬分的精神！無論是發錯藥，或稍沒注意被針扎到，這都是損人不利己的狀況，絕對不能夠發生！」

但是男友更擔心的是怕敏敏下班時精神不好，騎車容易發生交通意外，上個月就有一位同事下大夜班返家時，騎車出車禍。所以只要是時間允許，都會儘量去接敏敏下班或要求她搭乘計程車回家。

生理時鐘的混亂

人類生命由演化之初，便是隨地球自轉週期的晝夜節律而發展。這樣的晝夜節律特性也自然的被帶入生命起源的 DNA 中。也因此，我們人的大腦裡有個隱藏的時鐘節律在運行，最容易被觀察到的節律，便是「睡醒週期」，在自然的狀況下，我們傾向在夜晚睡 8–10 小時，而另外

的 14–16 小時清醒，這個畫夜節律，也稱「生理時鐘」。

　　生理時鐘不僅僅掌管睡醒機制，讓我們疲倦或清醒，也操縱了所有的身體程序，像是血壓、荷爾蒙和胃液的分泌，完美同步的和外在機械時鐘相互配合。

　　這些大小時鐘彼此間的協調非常精密，一旦主要節律被改變，其他器官的機能節律，勢必也需要跟著調整，正所謂牽一髮而動全身。

　　然而在我們漫長的演化過程中，生理時鐘特性是習慣在規律，或變化不大的生活形態下演化適應，以輪班工作、或跨越時區的旅行來說，都只是近百餘年的生活形態，因此面臨輪班工作這樣頻繁激烈的「睡、醒之間」節律的變化，身體的適應不良是可預見的。

調控睡眠的三個系統

　　隨著腦科學在這個世紀的大躍進，這幾十年，人類對於睡眠了解得更多。現在我們知道「睡、醒」間的歷程，是由大腦中三個區塊「恆定系統」、「生理時鐘」與「清醒

機制」在腦區運作。

恆定系統與清醒機制

當人清醒越久，自然會堆積起睡眠的趨力，讓人疲倦想睡。相對於「睡眠趨力」，有一股與之對抗的「清醒機制」在相抗衡，讓人在感覺有危險或壓力的狀態下，不至於因沉睡而醒不過來。

這兩者的關係就像蹺蹺板高低的擺盪，通常一方力量比較弱，像是入睡後，睡眠趨力逐漸下降，另一方清醒系統就會比較強勢，讓人即便在睡夢中，仍不失警覺性。

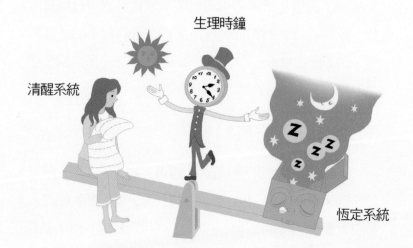

生理時鐘

當人的生理時鐘與恆定系統相互配合，就會讓人有連續又香甜的睡眠。控制睡眠的生理時鐘，一般來說，從早晨的六、七點開始，讓清醒的程度漸漸升高，在白天維持清醒的狀態，直到晚上清醒的程度才又開始下降，在半夜三點到六點，達到嗜睡的最高峰。

但如果恆定系統以及生理時鐘配合不起來，就會如同有時差的人，或頻繁的輪班的工作者，睡眠深度和連續性都受到干擾。在慢性睡眠剝奪的狀況下，情緒及身體都感到不是很舒服，並且也影響清醒時的專注力與警覺度，降低了工作或學習的效率，影響生活品質及心理健康。長期下來，更是容易增高罹患心血管疾病、糖尿病、消化系統疾病與乳癌的風險。所以輪班工作的朋友們，更是應該要了解生理時鐘，掌握了生理時鐘運作原理，才有辦法為自己安排舒適的睡眠。

生理時鐘的特性

　　主要控制生理時鐘的腦區，約位於眼睛後方的視神經交叉上核，及另一個控制褪體內黑激素分泌時間的松果體，這兩個影響嗜睡和清醒的程度。

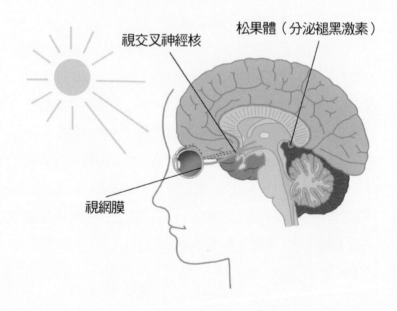

　　但是內在的時鐘，並不如外在機械時鐘那樣的精確，科學實驗結果發現，如果沒有外在時間線索，像是日光、時鐘、進食……體內的這個生理時鐘，會以 24 小時還再多一點為一個週期，因此幾乎絕大多數的人體內，都有一個相對於 24 小時較慢的生理時鐘，也可說是「一個總是會遲到的內在時鐘」。

晚睡比起早睡容易

　　人類的內在時鐘總是比較慢，因此在既往的經驗中，晚睡晚起很容易，但若要求比預定上床時間還早睡，往往會比較困難。這樣的特性可應用在輪班班表的設計，從白天班的 08：00–16：00，轉為小夜班的 16：00–24：00，再轉到大夜班 0：00–08：00 的順序設計，會比起反過來，由大夜轉小夜班、再轉回白天班的方向，還來得順暢舒服些。

生理時鐘可以被「光線」調整

　　前面提到，若沒有外在的時間線索，生理時鐘會一天比一天還讓人晚起床，對於要規律上班上學的人來說，這

可不是什麼好事。

　　好消息是，生理時鐘會和外在的光線和活動相互影響，讓內在時鐘重新校正，而不至於越來越慢。也因此，光，是最有效的調整的方式。

　　依照生理時鐘的設計，人的睡眠特性是日出而作，日落而息在運作；一般的狀態下，褪黑激素在睡前兩小時即會增加分泌濃度，接近睡眠時間，應該要儘量降低光線的量與強度，以維持分泌濃度。當醒來開始需要打起精神工作一天之時，則要儘量接觸光線，抑制褪黑激素及刺激清醒系統，維持頭腦的清醒。

　　利用光線調整睡眠的秘訣是：如果在睡前有光照，生理時鐘會往後跑（相位後移），讓人傾向更晚入睡、更晚起床。反之，如果在起床有大量的光照，那就可以讓人早點清醒，及第二天能有較早入眠的趨力（相位前移）。

　　有了對於生理時鐘的理解，敏敏終於深切地意識到自己睡眠困擾、心情煩躁、身體的種種不適，原來絕大部分是跟因為輪班工作而搞亂的生理時鐘有關。敏敏拿出了 4

月份的班表，急切的問心理師：「今天剛好是 4 月 8 號，
下大夜班的休假日，從明天開始就要上白天班了，有什麼
方法可以改善嗎？」

敏敏的四月份班表：

4/1	4/2	4/3	4/4	4/5	4/6	4/7
白班	白班	休假	白班	大夜	大夜	大夜
4/8	4/9	4/10	4/11	4/12	4/13	4/14
休假	白班	白班	小夜	小夜	小夜	小夜
4/15	4/16	4/17	4/18	4/19	4/20	4/21
小夜	休假	大夜	大夜	大夜	休假	白班
4/22	4/23	4/24	4/25	4/26	4/27	4/28
休假	白班	白班	白班	休假	休假	白班
4/29	4/30					
小夜	小夜					

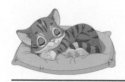

解決問題可以這樣做

　　好眠訣竅，都是依循著生理運作、睡眠原理而發展，對於輪班工作的特性，做好「睡眠管理」是相當有效，也許一開始的了解和實行，會讓人感覺有些辛苦；但好習慣本來就是需要付出，不妨把這些付出當作是對健康的投資保養，及疼愛自己的身體，永遠不會虧本。

　　對於敏敏的睡眠困境，排班原則的建議是——

維持特定時段的班別

　　從生理時鐘的特性可知道，生理時鐘演化的趨勢，向來就不是為了讓人進行輪班工作而設計！如果敏敏工作有可以商量的空間，就跟護理長討論：無論是白班、小夜班，或者是大夜班，先包下一整個月都上相同時段的班別吧！這是讓身體做出最少變動的選擇，況且包下夜班，還有額外的加班費可以讓收入進帳。

　　對這個建議，敏敏有所遲疑，在心理師詢問之下，敏

敏才吞吞吐吐地表示：「有學姐是採用包班的方法，但是
包下大夜的另一面，就意味著作息時間會與男友、家人完
全不同，相處時間就變得更少，我喜歡跟家人、朋友在一
起，仍然希望可以保有和大家相處的時間。」

輪班轉換應以順時鐘方向

按照生理時鐘容易後延的特性，排班的原則應該要循
序漸進，舉例來說，當4月1日到4月4號都是白班作息，
那在下一個更動班別，安排小夜班，會比起突然跳到大夜
班對身心的負擔會較小。當然，班別轉換的頻率也是越少
越好，最理想是一個月不超過一次，這意味身體能夠更有
時間來適應或修復作息所帶來的負向影響。

「重要的是，在不同班別之間，盡可能在當中安排足
夠長度的休假，讓身體在這段期間，有調整作息的時間與
空間來面對下一個變動的到來。」敏敏聽著心理師的解說，
邊點頭邊心中盤算著：「這兩天不妨就先和護理長溝通看
看，試著以這個原則來進行排班，好讓自己的睡眠困擾得
到解決辦法。」

光照調整生理時鐘

　　光線是調整生理時鐘最有效率的方式，在班別的轉換之際，宜把握適當的光照時機。以敏敏班表來說，如果要由穩定的小夜班過渡到大夜班，那就應該一天比一天還要晚睡，並且在睡覺之前一兩小時可輔以光照，讓生理時鐘的相位，可以快速往後延遲到大夜班之後的時間。

　　舉例來說，4 月 14 日凌晨下了小夜班，敏敏約是到凌晨三點半才有睡意，到了 4 月 15 日，可以在凌晨 4：30 時利用光照機（效果較好），或是讓室內的燈光儘量明亮，撐到六點才入眠，在這段撐著不睡的時間，或許也已經找不到人陪自己聊天，不妨可以上網、閱讀有興趣的書籍，或是找部有趣的電影來打發時間，都可以度過這段想睡的時光，當然這也代表著敏敏會比前一天更晚起床。

　　在 4 月 16 日那天，利用相同的技巧，在早上約略 6：00–7：00 點時已用光照加速生理時鐘相位後移，8：00 上床睡覺。正好 4 月 16 日是休假，也不需擔心萬一睡過頭而延誤了上班時間。到了 4 月 17 日的上班日，已經能夠在凌晨 12：00 到 6：00–7：00 點保持清醒，直到 8：

00 點下班之時，白天的光線亦能讓生理時鐘再往後位移。

　　睡眠心理師利用光照，配合生理時鐘傾向後移特性，把敏敏想睡眠及生理時鐘由小夜班順勢推移到大夜班的設計表如下：

日期	班別	下班時間	光照	入睡時間
4/14	小夜班	24：00		3：30
4/15	小夜班	24：00	4：30	6：00
4/16	休假	──	6：00	8：00
4/17	大夜班	8：00	──	──

　　心理師緊接著提醒：「除了按表操課，光照的方式也要正確，才能發揮效果唷。」

　　敏敏細細推想，雖然原則簡單，不過要定出計劃來似乎有些複雜，或許先就現有班表來演練一遍，怎麼讓大夜班調整成為白班的作息，敏敏當下立即模擬了作息表給心理師看：

敏敏模擬的作息表

日期	上班時間	光照時間	睡覺時間
4/19	0：00-8：00		11：00-17：00 20：30-22：30
4/20	0：00-8：00	12：00-13：00	14：：00-20：30
4/21	8：00-16：00	15：00-16：00	17：00-2：00
4/22	休假	18：00-19：00	20：00－天亮
4/23	白天班		

　　心理師表示，如果已經將睡眠作息調到理想的時間，就可以停止睡前照光以及延後入睡的策略。取而代之的應是固定的睡醒作息時間，在起床清醒時，有適當明亮的光線，啟動一天的活動；接近睡覺時間，則儘量減少光線的影響，準備讓身心進入休息的模式。

　　照光注意事項：

● 光線的接收器是眼睛

　　要讓光線發揮作用，就不能有墨鏡之類物品的遮蔽光線的影響。如果擔心紫外線讓皮膚變黑的疑慮，

就要做好其他部位防曬或遮蔽的動作。

- 不需要直視光線

直視光源眼睛可能會受傷，只需讓光線灑落在視線範圍即可，照光時可搭配閱讀、進食、從事其他有趣的活動，這樣就不會因為無聊而感到負擔。

- 光照要像是日照的強度及亮度

要達到調整生理時鐘的目的，光照的感覺要像是日照的強度及亮度才算足夠，使用時間越長、亮度越強，效果會越好。如果在夜晚光線不足，可至各大睡眠中心與睡眠心理師租借，或了解該如何選擇一台合適的光照機來使用，也可以達到類似的目標。

定錨睡眠

定錨睡眠，目前已被不少睡眠醫學研究證實：可以有效的減少生理時鐘的變動，並降低輪班工作帶來睡眠剝奪和注意力、警覺度下降的影響。

定錨睡眠的策略，是一種穩定內在節律、減少生理時鐘位移的睡眠策略；可以降低輪班的朋友因為作息跟不上排班或休假變化，所帶來的不適感。

簡單來說，實行方式就是藉由每天一段至少 4 小時的固定時段睡眠，加上零碎的小睡，就能有穩定內在生理時鐘的效果。

對輪班工作者來說，可以有兩種運用方式：

固定輪值夜班，休假時不想讓生理時鐘偏移

　　如果敏敏之後可能使用固定輪值大夜班的方式工作，
而在休假時又想保有白天辦些事情，或喝下午茶的機會，
就可以考慮將原本下大夜班，上午 8：30 到下午 16：30
的睡眠，在休假時改成提早至凌晨 4：30 到中午 12：
30。這兩段睡眠的重疊部分：8：30 到 12：30 即是所謂
的「定錨睡眠」。若又回復大夜班，只需再恢復原本上午

固定大夜班的定錨睡眠

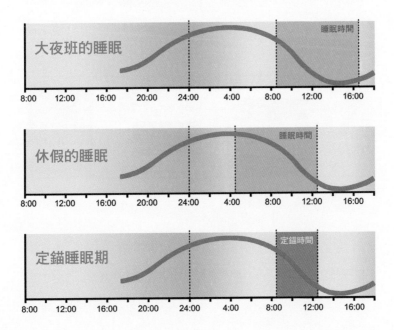

8：30 到下午 16：30 的睡眠即可。對敏敏而言，與其整個白天都在睡覺，使用定錨策略，保有了部分的白天社交生活，似乎是比較好的替代選擇。

迅速轉輪值換班別的定錨睡眠法

對於敏敏而言，眼前就有一個挑戰，是需要在白班與大夜班之間轉換，如此的排班法，會讓身體難以僅靠光照或延後睡眠時間的方式來克服。若以定錨睡眠使用在 4 月 2 日到 4 月 9 日，由白班轉換到大夜班為例，可以如下表方式操作。

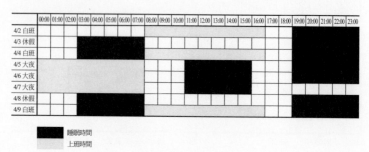

從上表可以看到，這個設計是將睡眠切為兩段，這兩段的總睡眠時間，儘量不少於平常一段睡眠的睡眠量。再來，考量輪值的是白天班與大夜班，因此把睡眠定錨在

19：00–23：00，另一段睡眠，就散落在上班之前或下班之後，以維持定錨睡眠後還不足的睡眠量。

睡眠環境的佈置

前面提到褪黑激素分泌到一定濃度，讓人產生睏意。但褪黑激素容易受到光線抑制，敏敏的睡眠時間如果是在白天，更是容易被打擾。所以擁有遮光性強的窗簾，是不可或缺的；最好的效果即是當你拉上窗簾之時，根本判斷不出外面是白天或是黑夜，如果沒有這樣的窗簾，有一副厚眼罩也能達到相同的目標。

聲音同樣可能會干擾到睡眠的品質，在非多數人睡眠的時間睡覺更是如此。營造安靜的環境，大至隔音效果好的氣密窗、隔音門條，或小至簡單的耳塞，都是可以考慮選用的助眠物。若與家人、室友同住，可與他們溝通在睡眠時間放低音量、避免在你的臥室走動。如果擔心睡過頭，放心把起床的責任交給鬧鐘即可。

透過助眠技巧引導睡意快來

「如果下了班後，情緒仍然很亢奮，明明應該睡覺

了，卻又睡不著，該怎麼辦？」敏敏擔心的問。

「首先是注意光線的影響，越接近睡覺時間，就應該讓光線逐漸變暗，這樣的光線線索，可以讓身體逐漸知道即將進入睡眠狀態。」心理師說：「再來是回想小時候，是不是聽到床邊故事，或捏著習慣的舊毛毯，就昏昏欲睡呢？睡前一小時，播放輕柔的音樂、使用放鬆精油、做做舒緩操或放鬆冥想等等的習慣，都可以告訴大腦：清醒系統活性可以降低了。」

如果上述狀況都仍難以處理入睡困擾，可以考慮在夜班之後，服用褪黑激素，來改善入睡困難，增加夜班的清醒程度。

目前國內尚未核准市售褪黑機素，因此若要取得類似成分的錠劑，需到睡眠門診請醫師開藥，並與專業人員討論確切的服用時間。

敏敏莞爾一笑：「嗯，那我不妨就在睡前擦點迷迭香精油，聽著蕭邦的鋼琴曲，在這樣的情境下浪漫的睡去，也不失為一種享受生活的方法。」

善用兩段睡眠，回補睡眠債

有時生理時鐘轉換速度未能趕上排班的作息，會讓人感到難以一覺睡到飽，早早就醒來，這時候不妨放棄賴床的念頭，就讓一天提早開始，到上班之前幾小時，再睡段回籠覺，補回被剝奪的睡眠，也可以讓工作的精神更好。

光線和咖啡因飲品的妙用

一般來說，睏意會隨著上班時間越長而逐漸升高；光線出現在睡覺時可能不受歡迎，但如果使用在上班時間，就是驅趕睡意的好方法，又或者在上班時，給自己一杯茶或咖啡，也是提振精神的好工具。

敏敏評估這兩點建議，覺得都滿具體可行的，隨口便補充：「上班時走來走去，和別人互動說話，也能夠避免睡意，不如那時我就去巡房、發藥。而精神較好的時候，就來做病例書寫、安排較靜態的工作。」

夜班工作嘴饞的飲食原則

輪班工作的特性，會容易使身體代謝速度降低，如果

這時還喜歡吃油炸或高熱量的食物，更可能讓氣色及膚質變差、體重直線上升。所以飲食時間點建議，還是要定時規律，正餐之間如果感到肚子餓，低卡高纖點心，像是沙拉、水果、小餅乾等等補充即可；接近下班時間，就不要喝咖啡、茶類等刺激性飲料，讓大腦準備休息，才能有助於新陳代謝與機能的順暢。

喜樂是紓壓的不二法門

不少輪班工作的朋友，因為工作與作息時間變換，不是疲於工作、就是忙於補眠，無形之中與家人、朋友歡聚互動的時間越來越少，社交圈也越來越限縮。通常在忙碌的狀況下還不覺有異，但如果真的心中有什麼快樂或悲傷找不到人訴說，的確會讓人倍覺孤單低落。

深知家人朋友對自己的重要，敏敏在這方面就做得非常棒，因為她在還不知道怎麼調整睡眠之前的高壓生活下，是在親友溫暖的支持中陪伴她度過，讓她不因小小的挫折而被擊倒，願意為看護病人付出自己的辛勤。

要再三提醒輪班工作朋友：下班時，請務必注意自身

的交通安全！

　　輪班工作在下了小夜班或大夜班，常常都已經累積了相當的疲倦與睡意，發生交通事故的例子也不算少見。為求謹慎，還是要衡量精神的狀況，如果真的太累，千萬不要逞強騎車或開車。搭乘大眾運輸工具往返，會是比較安全的選項，只是要注意別睡過站；或者可以考慮住得離工作地點近一些，縮短通勤時間。

文 / 林詩淳

適應枕邊人

　　38歲的美琪在診間內看起來非常緊繃，睡不好已經一年多了，尤其有嚴重的入睡困難，每天即使服用了安眠藥，仍需花兩小時以上才可以入睡。到了該起床上班時，又非常難以清醒，以至於上午的工作效率非常差。折騰了一段日子之後，美琪覺得身體再也受不了，連帶影響工作、心情也變得很糟糕。提起勇氣跟主管討論後，主管暫時允許讓她的工作時間順延兩小時，讓美琪天天趕準時上班的壓力開始減少了一些。

　　之所以開始失眠，主要是美琪近半年來的生活轉變非常大，由單身進入婚姻，原來就容易受到壓力影響睡眠的美琪，更因為多了床伴，變得極度淺眠。丈夫的打鼾、翻身，都容易讓她醒來，而且因為丈夫的下班時間較晚，使得美琪得習慣等丈夫回家前，把家

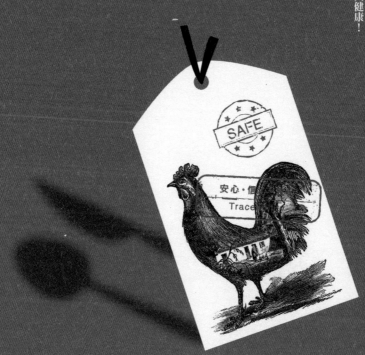

家禽履歷故事

我們的出身，大家的食安

好書推薦

落實家禽履歷，不但滿足消費者知的權利，也讓食品安全更有保障。
商業發展研究院董事長——徐重仁董事長

了解家禽生產履歷，守護家人健康！
長庚醫院——顏宗海醫師

SAFE

安心・信
Trace

張馨文 著／台北電台「台北百年人物誌」、教育電台「鄉土戀真情」、「銀風時尚」主持人

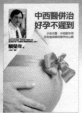

中西醫併治・好孕不遲到 $320
台北市立聯合醫院陽明院區中醫婦科主任 賴榮年／著
少些花費、少些副作用、多些達成順利懷孕的心願。

中西醫併治・夾擊乳癌 $380
美國愛因斯坦醫學院博士・陽明大學生理所教授／ 賈愛
華、臺北市立聯合醫院中醫婦科主任／ 賴榮年 合著
西醫不論是手術或化放療，無一不是在對身體進行「大
破」的除惡務盡，而中醫隨行的整合併治，是戰時補
給，戰後「大立」的體能重整。

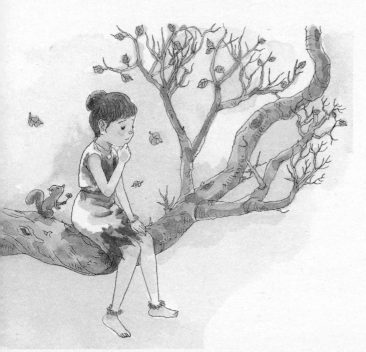

跟中醫‧談戀愛 $200
二泉印月/著
原來中醫學,就在生活裡,和我們習慣成自然。

通了就長壽‧吳大眞生活養生書 $280
北京中醫藥大學碩士班指導教授 吳大真/著
中醫養生的最高境界,就在於一個「通」字,決定了我們的健康。

新三角關係 $220
長庚大學職能治療學系臨床心理學組教授 楊啟正/著
醫護人員、病人與家屬、臨床心理師,解套醫病溝通不打結。

新手癌友—平民小資療法 $280
台北市立聯合醫院中醫院區醫務長 許中華‧做家劉永毅/著
資訊過度反應的時代,簡單實用的身心靈全人照護書,教病友與
癌和平相處,各安其位。

遠離恐怖情人 $300
佳音電台「天使不打烊」主持人 溫小平/著
28個故事告訴我們,即使癌症傷了身,心也要繼續快樂。

換季,不跑急診 $250
亞東醫院加護病房主任 洪芳明／著
流感、心、肺、腦血管疾病一定要有的自我警覺 。

深層溝通‧與靈魂對話 $280
唯識深層溝通創始人 林顯宗／著
今生的人格特質、知識及性格,都不是今生所養成的,而是來自
前世因果的種種關係。

事做完；丈夫回家後替他準備宵夜、陪他聊一會兒、等他洗澡等等，睡前變得忙碌與焦慮，焦慮是自己很累了，又不好先上床睡覺，要等？不等？一天天下來，美琪不斷和自己生氣和掙扎。

　　每一天晚上，都到了深夜才終於能躺上床，但是好不容易躺上床了，卻是身體極度疲倦，精神異常亢奮，即使吃了安眠藥，卻都一樣要花比丈夫更久的時間才能入睡。每每聽見丈夫入睡後細微的鼾聲，都讓美琪有更大的睡不著壓力，也生氣自己怎麼就無法順利入睡。放假時，美琪會嘗試儘量不吃藥，晚上入睡困難，就把補眠時間往白天延長，期待延長的躺床時間可以補足夜晚太短的睡眠。

　　美琪先生因為了解妻子的睡眠困擾，自然也就不敢吵醒好不容易睡著的妻子，夫妻倆的假日，休閒活動等同泡湯。其實自從準備婚禮開始，美琪就已經開始有失眠的困擾，每當躺上床，就不自主地思考結婚相關的各種細節瑣事，由於丈夫的工作繁忙，因此美琪習慣能夠決定的事情，便儘量自行解決，避免讓丈夫操心太多。當時睡不好，也多能夠自我安慰：是因

為婚前壓力較大而影響睡眠。隨著要統籌的事情越來越多，美琪的失眠也越來越嚴重，不得已才求助於精神科，使用安眠藥助眠，美琪原本也一直期待著，等婚禮結束，一切都安定下來了，就可以恢復以往的睡眠形態。

但是婚後半年多，美琪不但安眠藥無法減量，似乎還有增加的趨勢，有時服藥後躺兩小時仍睡不著，便會再補藥，希望用增加劑量來讓自己快速入睡。而失眠問題甚至影響到白天的工作，讓美琪的情緒更加低落憂鬱，對失眠的焦慮也越來越深。

在診間會談，講到激動處，美琪忍不住傷心落淚：「以為結婚後一切會好轉，怎麼反而越來越糟糕？」

面臨生活形態的轉變，我們很常會有相對應的身心壓力出現，讓身心處於過度激發的狀態，也就是生理與心理皆處於較為亢奮、活躍，包括像心跳加速、呼吸急促、胸悶、冒汗、肌肉緊繃、思考快速無法停止、情緒焦慮等等。

但大部分這些反應，會隨壓力事件影響逐漸減少跟著下降，然而剛開始同居或是新婚的伴侶，除了生

活作息可能改變，許多人最不習慣的，便是開始擁有「床伴」。不論是習慣的睡眠環境，如溫度、濕度、光線、聲音等等，可能與另一半有所不同之外，其他像睡前習慣、睡姿、睡眠中的翻身、打鼾、起床習慣等等，所有與就寢有關的事情，幾乎都有可能彼此有所衝突或是彼此干擾，因此如何配合枕邊人、彼此協調睡眠習慣，將會是開始共同生活時很重要的一環。

睡前放鬆的儀式

　　面臨生活形態的轉變，我們很常會有相對應的身心壓力出現，讓身心處於過度激發的狀態，也就是生理與心理皆處於較為亢奮、活躍，包括像心跳加速、呼吸急促、胸悶、冒汗、肌肉緊繃、思考快速無法停止、情緒焦慮等等。

　　但大部份這些反應，會隨壓力事件影響逐漸減少跟著下降，然而剛開始同居或是新婚的伴侶，除了生活作息可能改變，許多人最不習慣的，便是開始擁有「床伴」。不論是習慣的睡眠環境，如溫度、濕度、光線、聲音等等，可能與另一半有所不同之外，其他像睡前習慣、睡姿、睡眠中的翻身、打鼾、起床習慣等等，所有與就寢有關的事情，幾乎都有可能彼此有所衝突或是彼此干擾，因此如何配合枕邊人、彼此協調睡眠習慣，將會是開始共同生活時，很重要的一環。

　　剛開始同居或是新婚的伴侶，通常會需要一段時間適應彼此的生活習慣與作息時間，陪養彼此之間的要求或是默契，就像美琪會等丈夫吃宵夜、共處聊聊天，最後洗澡上床、看似休息與放鬆才一起準備睡覺，然而這樣的時間安排，對於美琪而言是很有時間壓力的，她期許自己可以把家照顧好，替丈夫分憂解勞，無形之中卻增加了自己睡前的焦慮程度，造成晚間到睡前的身心激發狀態升高，使得美琪每晚都需要花更多時間等待入睡。

不再要求睡前必須把所有家事做完

　　接受心理師建議後，美琪讓丈夫理解自己的狀態，並與丈夫協調家事分配，不再要求自己在睡前必須把所有的家事做完，並與丈夫輪流負責不同的家事，例如分擔洗碗、洗衣等不同的工作。而在睡覺前的一小時裡，兩人都可以放鬆下來，不再忙著處理家事，更能放鬆享受兩人甜蜜，聊聊白天各自發生的事情、抒發彼此的情緒。就像身體要放鬆下來，需要一段時間的休息；心情放鬆下來，也需要一段時間的平靜。睡前輕鬆的聊天，對新婚的兩人而言，變成一天當中最愉快的分享，彼此傾吐心事，讓情緒

跟著緩和下來。

睡前的談話，避免爭執吵架

　　但要提醒的是，睡前的談話若太嚴肅或是負向情緒增加時，恐怕會更影響睡前的放鬆程度，反而造成情緒更高昂、激動，更容易影響到入睡或是睡眠品質。假設感覺到談話的內容已經開始影響彼此情緒，或是必須要慎重討論嚴肅的事，則不適合在睡前這段時間談；尤其是可能會引起爭執吵架的事、彼此先約定，留到第二天或是假日時，再一一來談。

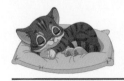

解決問題可以這樣做

　　許多人睡前喜歡在床上看書、看電視、滑手機、玩遊戲等等，大多是希望先半靠半躺的在床上等待睡意，但是卻發現越躺越久、越躺越不容易入睡、越躺越焦慮……若是有這樣的狀況出現時，建議將睡前的放鬆時間安排在其他舒適的環境下來做，會比躺床更好。像是在客廳的沙發

上，或坐在書桌前時，將清醒的感覺與睡覺的床分開來，
避免身體學會躺在床上時仍有清醒、失眠的感覺。

　　治療開始後，美琪將睡前一小時依照自己的放鬆程度
來安排順序，包括洗澡、敷面膜、身體保養、看雜誌，最
後是腹式呼吸放鬆法。

　　把睡前行程固定下來，像是給自己一個睡前的放鬆儀
式，每進行一個步驟，就知道自己更放鬆一些，讓身體與
大腦記得這樣的感覺。在床以外的地方，先讓身心放鬆下
來，等到感覺到睡意時，再把睡意帶到床上，是非常重要
的睡眠好習慣之一。除了讓身體記得躺上床就是「準備睡
覺」之外，也不會讓睡眠的焦慮、失眠的痛苦這些負面的
感覺帶上床，造成對睡眠的恐懼與壓力感越來越大。

　　養成睡前放鬆儀式的好處，除了降低睡前的亢奮或焦
慮外，即使換房間或外出旅行，只要可以執行睡前放鬆儀
式，都有機會讓身心狀態放鬆下來，減少因為換環境而睡
不好的機率。倘若是放鬆之後躺床，仍不容易入睡，甚至
是在沙發上感到很想睡，但是躺上床後偏偏睡不著，此時

可以使用一個簡單的行為治療法稱作「刺激控制法」來改善失眠，執行的原則是：想睡時才可以躺床，睡不著就要起床。

睡眠的刺激控制法步驟

床只留給睡覺用

避免提早上床看電視、看書、玩手機等活動，這些原來被認為是促進睡意的活動，只會使得在做這些事的清醒狀態跟床的連結越來越強，躺床後更難入睡，建議還是可以坐回沙發或椅子上執行這些輕鬆的活動。

想睡覺的時候才上床

當感覺到睡意的時候，將睡意帶上床，重新將睡眠與床配對在一起，來取代失眠與床的關係。

在床上躺了一段時間沒睡著，便要起床

上床後如果和失眠連結還很強，一直躺床通常只會使得頭腦越來越清醒，約莫 20 分鐘，若還睡不著時一定要

起床，到沙發或椅子上重新放鬆下來，可以做一些靜態放鬆的活動，例如：腹式呼吸法、緩慢呼吸法、肌肉放鬆等各式放鬆技巧，直到有睡意再上床。

重複做兩個動作

「想睡覺的時候才上床」、「在床上躺了一段時間沒睡著，就要起床」，直到當晚睡著為止。

無論前一晚睡了多久，仍需在固定時間起床

避免因為睡眠不足而賴床，影響隔天的生理時鐘延遲，所以無論前一晚睡了多久，仍需在固定時間起床。

一般來說，讓身體重新開始學習躺床後有「想睡覺的感覺」，大約需要持續兩周的時間，並且確實執行刺激控制法，隨著床與失眠的連結越來越弱之後，便會逐漸感覺到入睡越來越快、睡眠品質也逐漸改善。

減少床伴間的干擾

　　每個人覺得舒服、放鬆的環境條件不大一樣，像是有些人習慣開著冷氣入睡，有些人習慣只吹電扇睡覺；有人喜歡開著夜燈睡覺，有人一定要全暗的環境才能入睡；有人需要一張大床，讓四肢都伸展開來才好睡；有人必須抱著枕頭或棉被才能進入夢鄉。

　　不論是溫度、濕度、空氣流通程度、亮度、聲音等等都會影響入睡及睡眠品質，開始進入同居或新婚的伴侶，最難適應的常常是另一半的睡眠環境與自己所習慣的不一樣！身邊多了一個人，本能會感到不自在，一點聲響、一個翻身，都擔心是否會干擾到對方。

一起佈置共享的房間

　　除了同居前的溝通，一起佈置共享的房間也是能夠更

快適應彼此的方式。一起去挑選寢具、床單、枕頭，選擇雙方都覺得舒服、適合的寢具，有助於睡眠時的放鬆，也可以利用寢具的特性，來減少彼此干擾。

例如使用足夠大或是獨立筒的床墊，或是一人蓋一件被子，來避免睡著時一翻身捲走被子對另一半的影響；因應不同季節，選用不同的寢具材質、棉被的透氣度與保暖度、睡衣等，來提升睡眠當中的舒適度。若有過敏體質可選用抗過敏的床包、被套、枕頭套來減少引發過敏的機會；選用遮光性較強的窗簾、眼罩，來阻擋光線以保持睡眠穩定度，這些都可將環境佈置成有利於睡眠，是提升睡眠品質的第一步。

若是發現枕邊人有打鼾或是磨牙等睡眠問題，也可以利用耳塞來減少對自己睡眠的打擾，如同前面提到，每當美琪聽見丈夫的鼾聲時，便激起自己怎麼就還沒入睡的焦慮感，更緊張之下，更不能入睡。美琪聽心理師建議後，開始使用耳塞來減少丈夫鼾聲的音量，配合將注意力轉移到腹式呼吸放鬆練習中，漸漸地她不再那麼注意丈夫的鼾聲，治療的一個月後，她突然驚覺自己已經不再聽見丈夫的鼾聲，睡得也更沉了，原來非常干擾的噪音，也變得不

那麼明顯惱人了。

　　當然更重要的是，如果枕邊人打鼾、磨牙等等的睡眠問題嚴重，影響雙方的睡眠品質、白天精神等，仍必須排除是否有其他睡眠異常疾病，協助枕邊人尋求睡眠專業人員協助才是治本之道。

共同生活就是抓到彼此的生活節奏

　　共同生活的開始，首先就是抓到兩人生活的節奏，好眠的重要原則，包括作息規律、在睡前讓身心有時間放鬆下來。美琪平時的上班時間是早上 9 點到下午 6 點，丈夫則是到早上 11 點出門，到晚上 10 點後才回到家。讓美琪覺得最輕鬆的時間，反倒是自己下班後到丈夫回家前，丈夫回家後，美琪要求自己要幫丈夫準備宵夜、關心丈夫一天的生活等等，經常感覺到睡覺前 3 小時如同打仗一般。

　　之前美琪習慣下班到家後，先小睡一小時、吃晚餐、做自己喜歡做的事，然後在丈夫回家前一小時，開始邊為丈夫準備宵夜邊做家事，如此一來越晚精神反而是越緊繃。心理師檢視美琪的生活習慣後，發現她晚上 6 點後補

眠，可能會影響到夜間的睡眠量。美琪聽話改掉回家小睡
的習慣，改以在家附近公園快走半小時當作運動，一方面
提升清醒程度，趕走疲勞感；一方面也透過運動來增加夜
晚的睡眠債，讓身體累積足夠的睡眠需求。

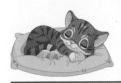

解決問題可以這樣做

　　過去有研究指出，有效的有氧運動，能夠加深夜間的
睡眠深度，也可以縮短入睡時間、延長總睡眠時數。助眠
的有氧運動原則為每週至少3次，每次至少30分鐘持續，
例如快走、慢跑、騎腳踏車、做體操、練瑜伽等等，這些
持續且緩和的運動，比短暫而激烈的運動更為助眠。

　　心理師建議，美琪回家晚餐時，順便先將丈夫的宵夜
準備好，放進電鍋保溫，吃過晚飯後，先處理需要耗費時
間的家務，如洗衣、打掃等等。美琪訂定出家事計劃，將
一些家務分配由丈夫幫忙處理，自己則每天只完成一兩件
家事，空出時間來休息，做自己喜歡的事情。等丈夫回到

家後，美琪可以很快地將丈夫的宵夜端上桌，也趁著吃飯時與先生聊聊一天中發生的事情，而不是急著趕去完成其他的家務。除了平常上班日家事時間的分配外，美琪更需注意的是假日時間上的安排，假日原來只習慣補眠的美琪，除了一上午都在補眠外，也可能因為晚起，讓生理時鐘的相位向後延遲，造成夜晚入睡時間隨之延後，變得更難入睡。

若在週假日連續兩天晚起兩小時，就足以讓生理時鐘向後延遲半小時以上。這樣的研究報告提醒我們，即便是在放假日，也儘量不過度補眠，才不會影響夜晚的睡眠。

美琪開始將假日補眠時間，調整為比上班日晚一小時起床，與丈夫約好，一起安排假日吃完早餐後一起去逛市場、採買生活用品，利用傳統市場光照充足的特性，穩定生理時鐘，讓夜晚的入睡時間逐漸穩定下來。也因為夫妻倆共同採買食材及生活用品，更能了解彼此間的喜好與習慣；更重要的是假日早晨，成為相互陪伴的歡樂時光，不再因為美琪補眠而犧牲掉夫妻的假日，反而可以利用中午

不超過一小時的小睡，來補充體力與精神，多出來的相處
時間，讓夫妻也多了約會的甜蜜。

找對新節奏睡眠力隨之穩定

　　開始「有床伴」的新生活後，身心狀態都需要一些時間來適應，但只要逐漸找到穩定的節奏，睡眠恢復力便會隨之出現。若是睡眠正處於不穩定狀態，更需要保持良好的睡眠習慣，像是規律的睡醒時間、假日不過度補眠、睡前放鬆儀式、有睡意才躺床等等。另一方面，許多日常活動也可能會影響到睡眠，包括過多的咖啡因飲料、過長的白天小睡、早晨缺乏太陽光照、缺乏足夠的有氧運動等等，都可能讓睡眠力降低，若再加上生活形態改變帶來的壓力感，使得身心激發程度提高，無非讓睡眠系統變得更脆弱。

　　在調整的階段中，溝通與協調是最重要的事，美琪從籌備婚禮開始，就因為擔心讓工作繁忙的丈夫增加壓力而大多自己親力親為，久而久之，便逐漸習慣將責任攬在自

己身上，許多可以讓丈夫分擔的事情也傾向自己處理，尤其是婚後兩人的生活步調。

美琪一直期許自己扮演好賢內助的角色，而忽略了其實早已承擔太多壓力，也忽略了自己需要休閒時間的重要性。在治療過程中，美琪開始讓丈夫知道自己的想法及感受，也才知道丈夫需要的不是賢內助，而是生活中可以分享心情、討論過日子酸甜苦辣的另一半。得到丈夫的體諒了解後，美琪焦慮情緒明顯地減少許多，臨床上心理師也發現，許多失眠朋友的焦慮，來自於自己對於成家之後家庭角色轉換的高自我要求。

擺脫壓力惡性循環，別讓失眠持續下去

特別是新婚的女性朋友，擔心丈夫及婆家對自己的評價不知是否一如以往？在不知不覺中讓自己處於過度擔心的情緒中，加上隨著失眠越來越嚴重，服用安眠藥也無法順利入睡的情況越來越頻繁，連帶影響到白天的工作精神與情緒狀態。美琪婚後因失眠的挫折，憂慮自己會變成安眠藥的依賴者，或是成為一輩子難以入睡的中度失眠者，種種的壓力讓美琪一天 24 小時都處在焦慮憂鬱中，甚至

擔心健康狀況不佳、持續服用藥物，會影響日後懷孕等，壓力反應的惡性循環，讓失眠與負面情緒不斷地持續下去。

　　處在壓力狀態下，多數人可能會有失眠的問題，此時短期服用安眠藥，是安全且快速的治療方式，只要依循著醫囑指示服藥，很多人可以在壓力逐漸解除後，慢慢回復到穩定的睡眠。倘若壓力隨時間影響力下降後，失眠的情況沒有好轉，或是開始產生一些不良的生活習慣及用藥行為，例如睡不著就自行增加藥物劑量、半夜醒來睡不著又多吃藥，或是長期服用藥物後突然停藥等等，都可能使得失眠的情況持續，甚至更惡化，讓睡眠系統更加脆弱。

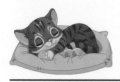

解決問題可以這樣做

用藥的策略，每一週需由專業指導調整

　　在失眠的藥物治療過程中，最好根據自己每一週的狀況，與專業人員討論用藥的策略，等到睡眠逐漸穩定後，

再重調藥物劑量。

　　在藥物治療過程中，更需配合非藥物的治療計劃，從想法、行為、情緒等層面一同改變，讓藥物的療效發揮到最大，才能在好轉後，慢慢減少藥物使用計量與頻率，回復到以往的睡眠狀態。

　　在經過一個半月的藥物、非藥物合併治療後，睡眠確定恢復到規律穩定的狀態下，美琪在經過與睡眠心理師的討論之後，才開始執行減藥計劃：

減藥前的準備原則

熟悉並徹底執行各種助眠的認知與行為技巧

　　包括了解自己的睡眠形態、放鬆訓練、刺激控制法、配合生理時鐘制定光照計劃等。

確實記錄個人睡眠日誌，以了解用藥情形

　　睡眠狀態與用藥穩定後，才可以開始執行減藥計劃。

認識自己目前服用的藥物種類及特性

包括藥物的主要功能、藥效、有效劑量等等。

了解減藥過程中可能面臨的問題與阻礙

減藥過程中經常會遇到失眠更嚴重的情況，稱為「反彈性失眠」，此時更需要維持良好睡眠衛生習慣、維持藥量。

若同時服用多種藥物，則一次只減一種藥物

理解藥物特性，挑選出最適合開始減少的藥物來做調整，避免一次變動多種藥物。

與專業人員討論並訂定合適的減藥計劃

執行減藥計劃更需每週與專業人員諮詢，確實依照減藥計劃來執行，避免自行調整減藥速度。

隨著入睡時間逐漸縮短，美琪的安眠藥劑量也開始調降，期間偶爾會有入睡稍長的情況發生，但是美琪並不會因此而焦慮而失眠復發，相對的她可以分析出當天可能造

成入睡較為困難的原因有哪些？找出原因之後，針對引起睡不好的因素去做調整、改變，睡眠的恢復力逐漸展現出來。經過3個月的減藥計劃執行，美琪終於可以擺脫使用安眠藥以及對藥物的擔心，對於結婚後的生活，首度出現可以自己掌握的控制，開心的邁向婚姻生活。

文/林晏瑄

第三章

懷孕期的睡眠困擾

爲什麼懷孕婦女容易累

　　雅嵐30歲，是個相當熱愛工作的公關副理，過去，她每天一大早起床後，早餐先灌下一杯咖啡，然後衝進辦公室，保持戰鬥精神，開始忙碌工作一整天。下班後，雅嵐也是排滿了行程，例如參加藝文活動、與朋友聚餐、續攤，雅嵐總是自豪身體健康一直很配合，能認真又充實的衝刺每一天。

　　但自從雅嵐懷孕後，這所有的一切都變了。

　　懷孕初期，每天早上的一陣陣孕吐，吐後的精疲力竭，讓雅嵐非常渴望可以小憩一下，不然連到下班前都實在撐不下去，更不用說晚上的邀約聚會了。如果真的要去聚餐，感覺自己都快在餐桌上睡著了，或是實在沒有食慾，美食當前也無法好好享受，這階段的雅嵐是吃不下也睡不好。

　　懷孕中期不舒服症狀暫時較緩和，對於懷孕身體的掌控感，雅嵐覺得又拿回一些；但到了懷孕後期，除了疲累就是疲累，感覺永遠都睡不飽，挺著一個大肚子，坐也不是，站也不是，躺著更不是，實在不知道怎樣才可以與越來越臃腫的體態好好和平相處？如何讓自己懷孕過程能較輕鬆自在些？起碼也要滿足睡眠的需求。

懷孕初期的睡眠

　　疲累、孕吐、背痛、寶寶一直在肚子裡練功夫不打緊，還有腿部不寧症（RLS）的腳抽筋、打呼、多夢、失眠都湊在一起干擾懷孕中婦女的睡眠。

　　根據國際睡眠協會（National Sleep Foundation）的婦女睡眠調查（Women and Sleep poll）報告：78% 的婦女表示懷孕中所經歷的睡眠困擾，相較於其他時期要來得高。

　　我們通常會將懷孕的過程粗分為三個階段：

　　一、懷孕初期，約是受孕到寶寶 3 個月的階段。

　　二、懷孕中期，約是寶寶 4 個月大到 6 個月大時期。

　　三、懷孕後期，約是寶寶 7 個月大到寶寶出生期。

　　雖每個孕婦在經歷懷孕各階段的身體及睡眠的變化是因人而異，在這裡先討論這三階段中睡眠上共同會發生的

差異。以懷孕初期的睡眠困擾來說，孕婦會覺得——

嗜睡或精神不濟

懷孕時期的雌性激素（estrogen）及黃體激素（progesterone）升至最高，增加的黃體激素，可能就是讓準媽媽們在白天覺得嗜睡的原因。由胎盤分泌的黃體激素，具有催眠作用，後續引發熱潮感，可能產生疲累及具有提早入睡的效果，所以在懷孕初期睡眠時間是增加的；但睡眠品質卻沒因此變得較好。反而因為半夜經常醒來，睡眠品質變得較為不佳。與懷孕前的睡眠相較，懷孕初期在「深度睡眠期」較懷孕前減少，深度睡眠的減少，容易讓人覺得睡眠沒有精神恢復性（refreshment）所以孕婦容易抱怨疲累、嗜睡，甚至憂鬱心情。

研究顯示，懷孕初期的睡眠時間，比先前未懷孕時期平均增加了 0.7 小時，且在以較精密的多頻道睡眠檢查（PSG）測量中發現，不論懷孕的初、中、後期，夜間睡眠都有平均增加 30 分鐘以上。但睡眠效率及深度睡眠的比率，與懷孕期顯著的減少。

頻尿

黃體激素增加，不只讓懷孕婦女感到嗜睡，它也會讓婦女頻頻往廁所跑。黃體激素會抑制肌肉的放鬆，可能讓孕婦容易有想尿尿的感覺，所以不論在清醒或是睡眠，懷孕初期，即使在肚子還沒有很大的狀況，就開始出現頻尿。而這狀況到了懷孕後期，子宮壓迫膀胱造成頻尿的情形會更爲明顯，造成準媽媽們需在夜間常常要起床上廁所而干擾睡眠。

背痛

即使在懷孕初期，懷孕後脹大的子宮會改變內部的肌肉及骨骼，甚至內臟的位置。雖然身體會有自然因應懷孕的機制，不會因此而過度不適，例如因此而拉傷肌肉或骨折。因應懷孕身體姿勢的不同，有孕婦在這階段容易感到背部痠痛或腰部不適，這些疼痛的不適感，也容易造成半夜睡眠的干擾。

孕吐

這常是在懷孕初期，了解自己懷孕了的一個徵兆，過去大家會稱之爲「晨吐」，但其實會發生在懷孕初期的白天或夜晚任何時刻，這也是個案雅嵐會對當下的美食吃不下的最主要原因。

孕吐會改變味覺及胃部消化的感受，這對準媽媽的食慾及消化具有相當的影響，也對於寶寶的營養吸收是另一個擔憂。有些準媽媽們容易在夜晚躺下要入睡時，或半夜會有孕吐的狀況，這就可能造成了入睡困難及容易半夜醒來，睡眠維持不易。

身體變化的不適

部分準媽媽可能會表示：「喜歡懷孕時體型的改變！」其中包含了迎接新生命的喜悅、當媽媽的滿足感，但有些孕媽咪會抱怨：「怎麼才懷孕而已，乳房就會脹得難受？」所以有時乳房脹，也會讓入睡時變得困難。

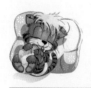

解決問題可以這樣做

懷孕初期最主要的困擾，就是嗜睡、精神不濟的狀況與懷孕前的差異太大，在不宜攝取太多咖啡因的前提下，對於原先習慣「以咖啡提神」方法已不建議使用。

睡多一點

儘量多睡一點，在白天安排適當的小憩時間很重要，能睡就儘量多睡一些，但仍應小心，不宜因多睡而造成夜間的失眠。

限制白天小睡時間，總量不宜超過一個半小時，也不宜在超過下午三點鐘後小睡片刻，以免影響夜晚的入睡時間及睡眠總量。

晚上入睡通常不是問題，若是提早想睡，也許可以早點入睡。而半夜也儘量減少干擾，睡前練習腹式呼吸或冥

想法，來幫助入睡困難等小技巧，也可以在半夜醒來時，讓自己可以快速的再入睡。

改善頻尿訓練

在訓練兒童避免尿床的技巧中，有一些可以減少孩童尿動力敏感度的訓練，也可以拿來對於頻尿的孕婦試試，方法是：

想尿尿先稍微忍一下

在白天時多攝取水分，尤其是多喝水，喝了水我們就容易想尿尿，但先稍微忍一下，約 5 分鐘就好，不宜太久。雖然我有很多病人形容平時自己超會忍的，但忍太久容易會造成其他的病變，例如尿毒症或膀胱肌肉鬆弛等。忍尿的目的在讓膀胱的肌肉再承受多一些尿尿，不會因為一點點尿就想尿了。

「訓練尿道肌肉」的力量

這是在尿的過程中，也讓自己先停一下、再停一下的解放方法，整個尿程約中斷 3 次，這過程是試圖去「訓練

尿道肌肉」的力量。這樣白天的訓練等到夜晚睡眠時，膀胱及尿道就較不敏感，較能承載尿量，減少尿尿的頻率，減少干擾睡眠，也較能提高睡眠品質。這個方法對於各年齡朋友，因頻尿問題而睡眠不佳，都有一定程度的幫助。

白天多喝水，在睡前，約以晚餐為分隔時間點，儘量避免太多量的水分攝取，也是改善頻尿的方法之一。

小夜燈

夜間睡眠仍建議維持較暗的狀態，可以不開燈儘量不開，如果半夜醒來上廁所需要小夜燈指引路徑，將小夜燈放置床高度以下的位置，不會在躺下來時，還會被燈光照到眼睛的高度。

放個小夜燈在廁所中

放個小夜燈在廁所中的好處，是減少夜間起床上廁所時需開大燈，這容易使自己從睡眠中更為清醒；放個小夜燈在廁所中，真的可協助準媽媽們躺回床上再入睡時，能更快入眠，減少半夜上廁所燈光的干擾。

減少孕吐

準媽媽們可能在懷孕過程中都或多或少會感到味覺改變，想吐、噁心的經驗，身邊婆婆媽媽也會傳授私人小秘方，如吃蜜餞或酸性食物。不管如何，都以自己及寶寶的營養吸收為前提，不宜過多或對太單一食物的偏食，或因此不用正餐。可以在白天時多食用無添加的餅乾，協助胃感到飽足而減少孕吐。

維持每天運動 30 分鐘

除非婦產科醫師有持別提醒，運動對孕婦或寶寶會有不利影響，不然懷孕期間也請維持每天運動 30 分鐘。

運動的好處，在維持過去睡眠的深度，也讓身體藉由每次運動伸展肌肉骨骼，減少背痛、腰痛的不適，讓自己的身體適應懷孕了這件事。重要的是對於生產的過程有絕對的助益。

在身體比較能適應懷孕的中期，如果還沒建立起運動

習慣的孕媽咪們，誠心建議：請一定要找出自己適合的運動或活動，並規律的執行，這對母子雙方都好。當然，運動有助於睡眠，能睡就睡，但仍需避免太接近晚上入睡時間做運動。

懷孕中期的睡眠

　　懷孕來到中期，準媽媽們對於自己的荷爾蒙及身體變化較能適應了，孕吐的狀況較爲改善後，身體也會感到輕鬆些。在整體的精神方面，也因爲懷孕中期身體沒有初期來得不適，有許多媽媽可以感到較有體力，可以開始從事過去習慣的的活動。

　　像個案雅嵐，在懷孕中期的上班狀況不會那麼難熬，午睡的小憩後，就可以恢復精神，下班稍作休息，也可以再戰晚上的聚會。但若晚上參加的是靜態活動，就常會不自主的睡著。在這階段，是許多準媽媽開始採買寶寶用品的起始期，去爲寶寶的到來做足準備工作。

　　雖然懷孕中期在睡眠上會有許多改善，但這階段仍有一些孕媽咪們，會有一些睡眠上的不舒服干擾，例如，火燒心及夢魘。

火燒心（胃灼熱）

隨著子宮增大，橫膈膜被提高拉緊，呼吸變得短淺，腸子及食道括約肌移位，造成胃食道逆流（gastroesopha-geal reflux），所以會出現「火燒心」，像是胸腔中心臟被燒灼的感覺，其實是胃酸逆流至食道時胸腔不適的感受，尤其是在正躺時更容易發生。

胎動

到了懷孕中期，開始感到寶寶在肚子裡的胎動了，初產婦約在第 5 個月時，而第二胎後的媽媽可能在 3、4 個月就會感到胎動。每一次胎動都會新奇的感受，這到了夜晚入睡，有些敏感的準媽媽們，可能較容易形成入睡困難的干擾，有些人會擔心自己的睡眠姿勢，會不會讓寶寶因不舒服而動來動去。

夢魘

懷孕越到後期，開始出現令媽媽不安的夢境，如寶寶不見了，或是在夢中把寶寶放在危險的地方⋯⋯而且這些

夢都是活靈活現的夢境，讓準媽媽很容易從夢中驚醒。

　　過去研究發現，約有 72% 的孕媽咪都會出現這樣令人驚恐的夢境或其他惡夢。個案雅嵐，曾因為這些惡夢開始自我懷疑擔心，是不是自己還不能接受寶寶？還是寶寶發生什麼事了？在產檢時糾纏著婦產科醫師，請他再認真仔細、好好的檢查腹中的寶寶狀況，來排除雅嵐的疑慮；甚至要婦產科醫師幫忙來解夢，為什麼自己總會作這類心驚膽戰的夢？

　　另也有研究發現：同床共枕的先生，也在這段時期夢比較多，但主題與準媽媽卻各有不同，其實先生們也有即將當爸爸的擔心與不安。

解決問題可以這樣做

火燒心的不適，可找腸胃科醫師看診

　　火燒心的不適，是有許多胃部不適的患者常見的睡眠

干擾，建議可先尋求腸胃科醫師求助，他可能會開立制酸劑或其他適合的藥物。

避免胃灼熱——

- 不要吃太辣、太酸或油炸食物。
- 儘量少量多餐進食。
- 減少睡前的進食，尤其在睡前減少甜食的攝取，以減少胃酸的分泌。
- 如果平躺不適，可用枕頭墊高背部，讓自己有點是斜躺著來入睡，較能減少胃食道逆流的不適。

胎動是好事

任何可以與寶寶有所聯結的感覺，都是一件好事；以正向的態度來面對每一次與寶寶的互動，媽媽與寶寶間都得到正向的感受，建立正向的關係，是很好的。孕媽咪可以試著與寶寶對話，一方面可以讓自己的心情穩定，另一方面也可藉由對寶寶哼哼唱唱搖籃曲，安撫寶寶或自己，更容易放輕鬆入睡。

夢魘說出來，就不可怕了

　　夢代表著我們潛意識中的期待，而這期待中也許會有些不安、擔心，但其實只是顯示媽媽對寶寶的重視。準爸媽的夢境各有不同，也許準爸爸媽媽可以一起討論自己的夢境，也藉此討論彼此對於寶寶即將來臨的想法及感受，讓彼此更有默契的相互扶持。

懷孕後期的睡眠

懷孕到後期，睡眠品質是最不好的，所有曾提過的睡眠干擾在這時期都會出現，頻尿的狀況加劇、腰痠背痛怎麼躺都覺得不適、嗜睡狀況下又要努力維持白天的正常工作，是相當辛苦的一個階段。

加上寶寶在肚子裡常常踢來踢去，胎動感覺到了晚上更嚴重了，所以夜裡很難維持好的睡眠。雖然從懷孕初期就開始半夜會醒來，到懷孕後期這樣的狀況更嚴重，平均每晚醒來 3.11 次，約有三分之二的孕婦，夜間醒來 5 次以上，這樣經常醒來是非常影響整體睡眠的。這時期的睡眠干擾很多，包括了：

背痛、肌肉疼痛及整體的不適

美國耶魯醫學院，曾對 950 位孕婦做調查，發現 645

位孕婦表示：背痛是造成睡眠不佳的最主要因素。

　　肌肉疼痛與骨盆骨的韌帶鬆緊有關，而這樣的鬆緊與之後生產準備有關；而且背負著有些重量的寶寶也開始影響肢體的姿勢，讓準媽媽們從走路、站著、坐著，甚至躺下睡覺都不太舒服。

打呼

　　許多孕婦因為鼻塞、腹圍增大、子宮壓迫橫膈膜，開始出現打呼的狀況，約有 30% 的孕婦，因為鼻塞，呼吸道阻塞等因素而有打呼的狀況。

　　主要是懷孕時體重增加，血容量也增加約 2–3 公升，全身體液約增加 7 公升，高體液容量及雌激素的增加，容易造成鼻塞及鼻子極端的腫脹。所以鼻塞、上半身體重增加就容易造成打呼，而打呼可能使血壓升高，這有可能對孕婦及寶寶健康造成影響。

　　如果睡覺打呼的狀況出現突然中斷、白天合併嗜睡、頭暈頭痛、腿部腫脹，則建議至睡眠中心做睡眠呼吸中止症的篩檢。過去有研究顯示，懷孕的準媽媽們，如果有打

呼的狀況之後具有高血壓、先兆子癇俗稱「妊娠毒血症」
（preeclampsia）、胎兒在子宮內成長受限的狀況，是沒
有打呼者的兩倍。

睡眠呼吸相關疾病的危機

打呼是睡眠呼吸相關疾患（sleep-disordered breath-
ing, SDB）最輕微的表徵，睡眠呼吸相關疾患，是指在睡
眠中不正常的呼吸狀況，由輕微的打呼，到阻塞型睡眠呼
吸中止（OSA）。

阻塞型睡眠呼吸中止症

阻塞型睡眠呼吸中止大部分發生於中年男性身上，但
懷孕中因荷爾蒙及身形的改變，會增加形成的可能。睡眠
呼吸中止可能造成孕婦的缺氧，可能也會讓胎兒置於重複
的缺氧、胎盤供氧不足及胎兒子宮內發展遲緩（IUGR）
的狀況。但很特別的是，懷孕中也有許多因素，是可能降
低阻塞型睡眠呼吸中止的發生。

● 正常睡眠狀態，呼吸道通暢

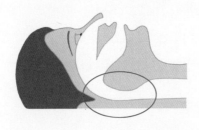

● 睡眠呼吸中止狀態，呼吸道塌陷

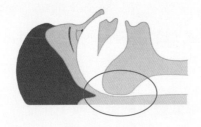

體重增加，增加睡眠呼吸中止症好發率

在沒有懷孕的人身上，體重增加，就會增加睡眠呼吸中止症的好發率，而懷孕是女人一生中，正常成人體重增加至 20% 的時期。

過去研究發現，體重及體脂肪兩者都可以用來預測睡眠呼吸疾病（SDB）的可能性。其中懷孕婦女體重增加

20%，可預測約有 70% 的機率，每分鐘呼吸困擾的指數（HAI）會增加；體脂肪指數（BMI）也可以作爲預測每分鐘呼吸困擾指數的指標。所以睡眠專家們預測懷孕婦女體重增加，會加速或加重睡眠呼吸疾病的狀況。

咽喉部水腫造成

因爲懷孕體重的增加，全身體液容量增加，所以在懷孕期間的準媽媽們，約有 20% 會發生咽喉部水腫的狀況。另外高雌性激素，較容易發生血管性運動性鼻炎，尤其在懷孕後期，雌性激素最高時更是常見。

懷孕也可能降低發生睡眠呼吸中止症

因爲子宮增大，橫膈膜提高，造成呼吸短促，可能造成呼吸容量的減少及減少氧氣的留存在體內的時間。但身體最神奇的是，如果原來有呼吸中止症的人，在懷孕時也可能降底發生率，原因有：

增加每分鐘的呼吸

黃體激素的增加，一方面刺激呼吸趨力增加，增加每

分鐘的呼吸次數，另一方面黃體激素也會加強腦中對於二氧化碳的敏感度；如此一來便可減少中樞型的睡眠呼吸中止症。中樞型的睡眠呼吸中止症，是一種因腦部忘記叫身體呼吸的一種疾病，但因孕婦增加了對二氧化碳的敏感，所以較能促發有中樞型睡眠呼吸中止症的患者，減少忘記呼吸的狀況發生。

側睡

過去研究，正躺的睡姿，容易使睡眠呼吸中止症發生頻率增加，而懷孕後期的婦女習慣側睡，一方面減少子宮壓迫到下肢靜脈，增加了心臟血流量的輸出，另一方面側睡也可以減少睡眠呼吸中止症的發生頻率。

快速動眼睡眠期（REM）減少

阻塞型睡眠呼吸中止症及淺呼吸，多發生於睡眠的快速動眼睡眠期，而在懷孕後期其快速動眼睡眠期睡眠時間減少，睡眠第一期增加，剛好減少睡眠呼吸中止症好發時間。

夜晚的正常睡眠週期圖

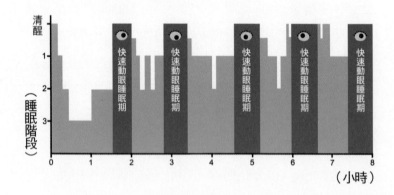

綜合了以上可能增加及減少睡眠呼吸中止症發生的因素，懷孕婦女是否真的一定會有睡眠呼吸中止症的狀況是相當因人而異的，因此不需大驚小怪，覺得變胖了就一定會有睡眠呼吸中止症。

一旦孕婦發生了睡眠呼吸中止症的狀況，可先到各大醫院的睡眠中心，進行整夜的多功能睡眠檢查（PSG），看看自己的睡眠呼吸中止症狀況有多嚴重，與睡眠專科醫師討論之後的因應方法，或看看在上述因素中，自己可以改善的方向有哪些？或與睡眠中心的睡眠臨床心理師討論

如何可以不用藥的方式來因應，度過這段辛苦的時期。

腿抽筋及腿部不寧症

腿部不寧症（RLS），在 1998 年國際睡眠協會（National Sleep Foundation）的研究中發現：約有 15% 孕婦，在懷孕中期有腿部不寧症狀況，到了懷孕後期甚至高至 23%。

這個疾病主要發生在腿部，躺在床上要入睡時，很容易感受到小腿會有麻麻、癢癢或痛等，像有東西在爬般不舒服感覺，需要動一動或站起來走一走才能去除這樣的不適感。因此干擾了睡眠，容易在入睡時造成困難、睡眠中斷、過早醒來，而這樣睡眠不足或睡眠片段，也容易形成孕婦白天嗜睡，白天一嗜睡，就容易引發許多後續的問題。

有些研究顯示，在懷孕前就有缺乏葉酸或鐵的婦女，更容易形成腿部不寧症，而初次懷孕、睡少於 7 小時或白天少小憩、近來的工作壓力、抽菸、喝酒或使用某些藥物都可能形成腿部不寧症。好消息是，當寶寶出生後，腿部不寧症狀況就會自然消失。

另一種是在睡眠當中出現了腿抽筋，這容易發生在懷孕中期及後期，這情況較常出現在夜間而干擾睡眠，這可能與血液中磷的含量較高，或鈣的含量缺乏有關。而避免的方法是，建議在睡前伸展你的腿部，將腿部向上拉直，可能可減少夜間的腿部抽筋。

不規律宮縮

到了懷孕後期，準媽媽開始感受到許多宮縮的狀況，有些不安的準媽媽們，可能會因這樣緊縮的感覺嚇到，開始擔心是否可能要生產了？或是寶寶怎麼了？當這不規律的宮縮發生在入睡中或半夜時，準媽媽的睡眠就很容易被這宮縮的不適而干擾了。

解決問題可以這樣做

如果已經排除了許多睡眠干擾因素仍然睡不好時，那可能真的已經屬於需要治療的失眠，有兩種方式可以先試

試：一是失眠認知行爲治療（Cognitive-Behavior Thera-py for insomnia，簡稱 CBTi），二是藥物治療。

失眠「認知行為」治療

失眠認知行爲治療，是一套由美國睡眠醫學會專家認可，對於失眠治療相當有效的「非藥物治療」方法，包括睡眠控制法、刺激控制法、睡眠衛生教育、放鬆技巧及認知治療的全方位治療方法。

這一套治療的方式，也是這本書的臨床心理師們在撰寫書稿時的心中主軸，有這些技巧及概念，再加上對於懷孕婦女的身心靈變化了解，就可以對於在懷孕期間會有失眠困擾的準媽媽們，提供更貼切的治療方針。因爲失眠認知行爲治療，是一套因人而異的治療方法，需針對個人目前的失眠狀況及擔心，提供個別化的治療方向，目前在許多大型醫院都會附設有睡眠中心，孕媽咪們可以在睡眠中心設置的睡眠臨床心理師那兒，得到這樣的治療方法。

失眠的最後一線治療，藥物

大部分的孕婦都不希望懷孕期間，使用額外的藥物以

免對於胎兒有所影響。有時候即使醫師說不會影響，但準媽媽們內心的擔憂還不少。

　　這樣的擔心不僅會影響藥物對於準媽媽的效果，也會影響與胎內寶寶的互動。如果真的要以藥物治療失眠為選擇的話，有兩種助眠藥物在懷孕期間被視為「B 級的使用藥物」，意思是在動物實驗中，無法證明對於胎兒有害，也沒有足夠的證據對於懷孕婦女及動物實驗中對於胎兒有害的危險，但有可能，在未來對於胎兒有所影響。

　　這兩種助眠藥物一是 zolpidem，屬於非苯二氮平類（non-Benzodiazepine）安眠藥，二是 diphenhydramine，抗組織胺的安眠藥物。相較於其他美國 FDA 懷孕分級中，被歸類為 C 級的藥物如 Zaleplon，在動物實驗中對於動物胎兒可能具有危害，但卻無充分證據對在人類中，對於人類的胎兒有害。或是懷孕分級中被歸類為 D 級藥物，已證實對人類胎兒有傷害；或歸類於 X 級，禁用於懷孕婦女，則建議在與醫師討論權衡利弊後使用。

　　以苯二氮平類（benzodiazepine）為例，在懷孕初期使用可能會造成天生的畸形；在懷孕後期使用，則可能造成肌肉無力及呼吸困難。

　　大部分的助眠藥劑，對處於懷孕或授乳階段的婦女都不建議！我們建議：還是以適當的睡眠保健，及後續介紹合適的睡眠技巧來因應。

睡覺時會打呼先做檢查

　　如果準媽媽已經發現自己睡覺時會打呼、並伴隨有呼吸中止的情形，可先至睡眠中心做一晚的睡眠檢查，了解是否有睡眠呼吸中止症。體重增加或較肥胖的婦女懷孕，後續須與專科醫師討論睡眠呼吸中止症對健康的嚴重性及治療方式。目前治療中最多、最廣泛的方式，是以陽壓呼吸器（CPAP）來治療，這個治療方式也是相對安全又有效的治療。

陽壓呼吸器

　　是一種「不侵入式」治療睡眠呼吸中止症的方法，像是一個呼吸的幫浦，將外界的空氣打進患者阻塞的呼吸道中，讓缺氧的狀況得以減緩。因應懷孕期間的呼吸較短、較急促，該機器能做呼吸的壓力調整，但需要與醫師討論過後才能更正確使用。如果孕媽咪睡眠有打呼、具有中斷

的狀況，且腳踝腫起來或有頭痛的症狀，應監測平時的血壓或尿蛋白的變化。

治療腿部不寧症，葉酸及鐵的補充

大部分治療腿部不寧症的藥物，對於胎兒都具有潛在的風險。而大部分的孕婦容易有腿部不寧症，是因為飲食中較少攝取葉酸及鐵，因此葉酸及鐵在懷孕前就應該維持適當的濃度。產前葉酸的補充，可以減少腿部不寧症的干擾，但葉酸最好藉由食物來補充，例如全麥穀類、麥片、麵包……等來自於食物的葉酸，會比使用錠劑補充好，咖啡會降低葉酸的吸收，而維他命C則可促進葉酸的吸收。

懷孕後期怎麼躺才好睡

懷孕期間越來越大的肚子，有些準媽媽們很難睡的原因其實是在於如何躺？睡覺的姿勢到底要怎麼喬到一個舒適的位置才好睡？在越接近懷孕後期，許多專家及研究都會建議：左邊側躺睡可促進血流通過，讓嬰兒、子宮、腎臟可以得到較充足的養分；且儘量減少太長時間的正躺睡眠。

左側躺

左側躺，是左手在下的側躺，這目的在讓你右側大動脈不因側躺睡而遭壓迫，而減少養分的傳輸。但我也有遇過因為專家這麼建議時，而讓自己一直努力固定一邊的姿勢，而讓自己腰痠背痛更嚴重更不好睡的孕婦，或左手、左肩壓迫到需要去看復健科的。

睡覺時很難維持固定某一個姿勢是有原因的，因為維持某一個姿勢，躺床容易使得某些部分的肌肉及骨骼長時間遭受壓迫而感到不適，褥瘡就是久病躺床的病人易見的疾患。正常人很少會這樣，但如果孕婦在內心中有一個很強的焦慮：「平躺或向右躺，會對大人、小 baby 都不好，還是忍耐著左側躺好了。」那麼睡覺便會變成很大的一個不得不忍耐的壓力。

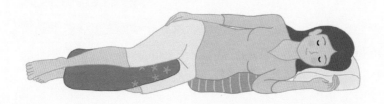

建構起屬於自己最舒適的「睡眠城堡」

孕婦睡時，用一些枕頭或支撐的抱枕，將自己身體維持在可以舒舒服服的左側躺，再將膝蓋彎曲，以枕頭夾在兩膝中間、腹部下面、背後，以減輕下背的壓力。若是夜晚這些枕頭山移位時，也不需要太過於緊張，讓自己可以放鬆、自在的在睡眠城堡中休息才是重點。身體自然有其調節的方式，所以孕媽咪不需過度緊張及不安。入睡時也許因為腿部不寧症，或其他內心的不安而入睡較延遲時，不要硬逼著自己睡，躺在那兒如果 20 分鐘還睡不著，也許離開床做點別的事，比如翻翻書、為未出生的寶寶打點衣物、寫寫寶寶日記，或洗個熱水澡，都是不錯的方法。

練習呼吸

在接近生產前，婦產科的醫師及護理師，就會建議產婦也許先來練習生產時的「拉梅茲呼吸法」，這個呼吸方法可以放鬆生產時的緊張感，及身體緊繃程度，進而可降低生產時所感受到的疼痛感。任何的呼吸方式都是需要多加練習，才能在需要時可以輕鬆運用。就像失眠認知行為

治療中的放鬆技巧，睡眠心理師會教導「腹式呼吸」一樣，是最簡單的放鬆方式，可以在失眠時輕鬆使用的方法。

懷孕後期，藉由練習拉梅茲呼吸法，將前段較慢的呼吸速率，運用於平時有不規律宮縮時，或半夜醒來睡不著時，或擔心生產可能的突發狀況……只要將呼吸調整為緩慢的韻律，也可以從中學習到「如何以呼吸韻律調節緊繃感」，及如何「利用呼吸讓自己放輕鬆」。

規律運動，降低腿部束縛感、緊繃感

規律運動除維持健康外，也可促進孕婦的體內循環、降低腿部的束縛感。越接近生產肚子越來越大，有些準媽咪的兩腿，在體重的壓迫下很容易水腫，有些人會用彈性襪，或穿氣墊鞋，或寬鬆鞋子，來讓自己的腿可以舒服些。但更好的建議是利用一些運動或按摩方式，讓體內循環增加，降低腿部的束縛感、緊繃感，例如可利用睡前將腿稍微抬高於平躺時的心臟高度。臨床證實，有運動的準媽咪們，相對來講，兩腿的緊繃感都會比沒運動者來得少。

媽媽生理時鐘作息規律，寶寶也相對規律

在生產前，試著了解寶寶出生後的可能狀況，除了採買寶寶的衣服、日用品；母子間的生活起居作息、寶寶的睡眠時間、餵奶時間、喝母奶或什麼品牌的奶粉……都是在產前該有所了解的，準備工作做得越足，在孩子出生後，面對一個只會哇哇大哭的寶寶時，媽媽們才可以從容、有信心的來應對。有研究顯示：寶寶在肚子裡約 7 個月大時，是他開始建立起生理時鐘的時期！所以媽媽的生理時鐘作息規律，孩子也相對規律。

新手媽媽的睡眠

　　30 歲的麗麗，是位第一次生產的新手媽媽，剛在醫學中心自然產下一名可愛的健康寶寶。

　　婆婆在麗麗生產前，就一再表白很想幫忙坐月子，但麗麗聽同事說：「坐月子中心比較專業，重點是凡事都幫妳打點好，妳可以完全放鬆舒服的睡大覺，這對產後的恢復可重要了。」

　　麗麗再三央求先生幫忙說服婆婆，先讓她去坐月子中心住半個月，之後再回家給婆婆坐月子。可是事先哪知道，剛生下小孩那一刻，只有短暫的卸貨輕鬆感，之後一連串婦產科的產後護理與小兒科的新生兒照顧，如拉鋸戰般集於一身。

　　在醫院的 3 天，婦產科的護士對於有沒有餵母乳？有沒有做好個人衛生？有沒有勤擠奶？大小細節都非

常緊迫盯人的關注，還不時按壓仍然像懷孕四、五個月般大的小腹，以幫助產婦透過按摩確認生理機能；麗麗累得只希望能好好的睡場大覺。

　　小兒科的護士，每隔 3 小時就打電話來：「媽媽餵奶時間到囉！」這樣的呼喚，在住院期間不曾中斷。雖然開心的是又可以看看、抱抱寶寶，但難過的是，寶寶剛出生還不太會含乳，也不太會吸奶，看寶寶只是哭，不知所以然的一直哭，連麗麗也急得好想哭。

　　餵母乳這件事，先生幫不上忙，婆婆和娘家媽媽好意燉來的各式各樣補品，讓嚴重睡眠不足的麗麗一點胃口都沒有，甚至聞到這些藥膳還想吐，讓媽媽尷尬得直向婆婆找理由解釋，要婆婆別介意。餵奶時間成了麗麗充滿挫折的磨難，偏偏每 3 小時就得來一次，一聽到要媽媽準備餵奶，麗麗就一路從婦產科病房哭過去。

　　難道其他一出生的小嬰兒，天生都會乖乖喝奶嗎？看別的寶寶被餵奶時都喝得好滿足，為什麼自己連餵飽寶寶這麼基本的「母愛」表現都做不來呢？堅持不餵奶粉的麗麗，悲傷又挫折，不禁自責又焦慮：「產後憂鬱症，我一定逃不掉了。」

放手操之過急的期待

初成為一位新手媽媽，其實最需照顧的不是寶寶，而是新手媽媽自己！

生產過程的疼痛，不是一般人可以承受的，而偉大的媽媽能在那個階段為了寶寶而撐過來了，真的非常的了不起。所以在經歷了許多媽媽可能會喊說「不要再生了」的痛後，實在不忍再要求新手媽媽背負太多新生兒的責任，就讓新手媽媽先好好休息吧。

在醫院生產這階段，因醫療上的需要，可能會有許多的醫療人員對媽媽的休息多有干擾，但排除這些必要的措施，新手媽媽就不要再給自己太大的壓力了。例如，期待自己趕快奶量充沛、能滿足孩子的需求；一看寶寶一直含著乳頭，馬上擔心會不會是寶寶吸不到奶？巴不得自己頃刻之間，立即很會餵奶、擠奶。

其實小嬰兒不會正確含乳，不是新手媽媽自己笨學不會，也請別期待自己會很上手的哄小孩，比如說，應該我一抱起寶寶，他馬上就會乖乖入睡，期待自己很會包尿布、幫寶寶穿衣服、洗澡，期待自己一生完小孩，就自然變成很會照顧小孩的一百分媽媽。

解決問題可以這樣做

坐月子，是自己與孩子接觸的最重要時刻，是建立起孩子對母親依附關係的開始，而這樣關係的建立很重要是安全感。媽媽自己要先覺得身處在安全、舒適中，孩子也是一樣，所以放鬆當個媽媽吧，把一些操之過急的期待，化爲自己長遠的目標，慢慢與孩子磨合學習，建立起媽媽與孩子的默契。

人準備好，事情自然就順了

許多研究所指出的專家建議，在坐月子這階段，讓寶

寶多吸乳，可充沛奶量等等教條，都不及母子兩位主角「準備好了沒」來得重要。

產後睡眠：多睡儘量睡，可以睡就睡

新生寶寶不規律的睡眠，可能會干擾原本規律睡眠的媽媽無法擁有完整的睡眠，而睡眠不足下，其實會有許多潛藏的危險性及干擾，所以會建議產後媽媽們讓自己想睡就儘量睡。例如，當寶寶在含乳喝奶時，學習以側躺親餵的方式餵奶，讓寶寶既可以放鬆喝奶，自己也可以放鬆休息一下。

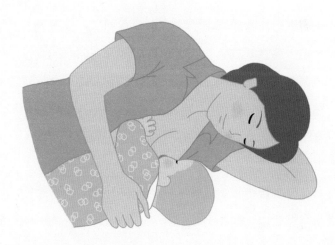

餵母乳不用急，視需要補充配方奶也沒關係

許多媽媽可能在剛生產完，拚命的努力學習如何親自餵寶寶母乳，這是人生從未有過的經驗，而一般人可能會覺得這是一件稀鬆平常本能的行為，應該會很順利，但其實任何事都要學習。寶寶的吸吮是本能反應，但是否能正確含乳，是需要媽媽一再與寶寶努力磨合才行的。現行的政策是鼓勵產婦儘量哺餵母乳，這對母子都好，所以許多醫院的小兒科及婦產科，也很努力在推行母嬰同室及親餵母乳。

哺餵母乳對於媽媽的睡眠也是有利的，根據過去的研究發現，在餵奶的婦女身上，發現較沒有餵奶的女性平均有較高的泌乳激素（prolactin）。這是在腦下垂體釋放的一種荷爾蒙，這種荷爾蒙可增加睡眠中的深度睡眠，減少淺睡階段，也會減少睡眠的干擾（arousals）次數。

當每次寶寶吸吮乳汁，媽媽的泌乳激素也會激增，這樣的突然激增，是不分媽媽是否在睡眠中哺乳的。所以餵

奶的媽媽，從荷爾蒙分泌的觀點來看，其實可能比沒有哺乳的媽媽睡得好，但因為親餵奶的次數干擾，也可能是讓媽媽睡眠片段，永遠睡不飽的主因。

初生產完畢時，可能分泌的奶汁較少，初生寶寶的胃也很小，不要擔心寶寶哭是因為沒吃飽。期待自己能有充沛乳汁的媽媽而言，其實可以對自己好一些，不需在這剛生產完很累的時期，給自己太大的壓力。如果適時給些配方奶，讓媽媽也許可以在半夜少被吵醒一兩次來餵奶，或減少一兩次餵奶的頻率，讓產婦自己可以充分休息，其實對於未來再餵母乳，並沒有太大的影響性，只要有心想親自餵母乳，這些問題都是可以解決的。

產後憂鬱症

不少產婦在生產後，常像是個案中的麗麗一樣，有許多情境無法負荷，情緒感到低落，我們常稱之為「產後憂鬱症」，還細分為三種類型，而麗麗所遇見的還不至於被視為一種疾病，通常會稱之為產後情緒低落（postpartum blues）或嬰兒憂鬱（baby blues）。

嬰兒憂鬱

很多產婦在生產後，面對新生兒的種種行為，加上自己尚在辛苦的生產過程慢慢恢復中，實在有些心力交瘁，所以會產生許多像是焦慮、心情低落、脾氣暴躁、疲憊、容易流淚、失眠、頭痛、作惡夢等情形。

這樣的狀況通常出現在產後的 3–4 天，約有 30%–80% 的產婦會經歷這樣的情緒變化。這種狀況通常不會被視為一種疾病，也無須就醫，約經過幾天後，即會自行緩解，但很需要家人的心理支持與協助。但如果症狀已超過兩星期以上，那麼就建議尋求專業的協助了。

產後憂鬱症

而產婦若有再嚴重些的症狀，如憂鬱、情緒低落、脾氣暴躁、疲憊、失眠、常有罪惡感或沒價值感、飲食障礙、容易流淚、無法專心、對周遭生活及喜歡的事物失去興趣或常覺得無法應付生活、覺得自己無法照顧好嬰兒等等情形；嚴重時甚至有自殺的想法。

當出現這些症狀超過數週或兩個月以上，那麼這已經

有產後憂鬱症（postpartum depression）的可能性了，這在產婦中約有一成可能會發生，會在生產後 6 週後開始出現，這情形可能就需要接受醫療協助及照護。

產後精神病

發生的比率不高，約千分之一的可能性，會出現一些妄想、幻覺，可能會傷害自己或寶寶，這就非常需要接受醫療照護，及住院觀察治療了。

像麗麗這樣在剛生產完後，經歷了許多的事對自己來說都是人生第一回，即使再多其他的人經驗分享，還是很難自己好好面對。這階段最主要的是讓產婦能多多休息，讓媽媽能在生產的艱辛歷程中，好好恢復體力及情緒，也讓寶寶能充分感受到媽媽對他的關愛，讓寶寶與媽媽在親密的第一步接觸時，能夠兩人盡歡。

是睡眠不足還是產後憂鬱

　　因為頻繁餵奶，造成媽媽睡眠片段、睡眠不足的狀況很容易與產後憂鬱症混淆，這兩者同樣會感到疲累、嗜睡，想哭，情緒低落或暴躁。但一個可能是想睡睡不著，而一個是想睡沒有時間或機會可以好好的去睡，也許在自己懷疑是否是產後憂鬱症時，先試著放鬆自己，把孩子與家務先讓家人或先生代理一下，讓自己補充足夠的睡眠，減少睡眠債，再來面對孩子與家務，也許妳會發現在孩子出生後，那許久不見的精明的少婦又回來了。

　　再來看麗麗的狀況，好不容易熬過在醫院兵荒馬亂的3天，來到人稱天堂的坐月子中心，心想：「一切都交給專業，我就不相信一個小蘿蔔頭能可怕到什麼程度！」坐月子中心舒適的環境、人數管制措施，的確減少了許多親朋好友的「好意轟炸」，讓麗麗舒服享受了一陣子。

　　但餵母奶這件假不了別人手的事，麗麗一直很懊惱：寶寶哭，是因為我沒耐心沒愛心嗎？是我奶水不足，寶寶餓肚子了嗎？但晚上脹奶很嚴重，要不要抱寶寶來喝奶呢？為什寶寶來到自己媽媽的房內，總是哇哇大哭呢？是我這媽媽不夠懂他嗎？我不能滿足寶寶的需求嗎？先生是打著上班很忙很忙當藉口，逃避他分攤育兒的責任，撒手放我一個人獨自來面對哭個不停的吵鬧寶寶嗎？這難道是我以後的人生嗎？麗麗覺得她的世界再度崩潰了⋯⋯

解決問題可以這樣做

　　通常產婦進了月子中心之後，感到鬆了口氣，至少吃飯、睡覺的時間似乎比較規律，都有護士們可以接手。但新手媽媽心裡可能還是會惦記著：要不要母嬰同室？會不會拒絕寶寶同房，就是不負責沒耐心的媽媽？要不要勤於擠乳，衝了奶量，寶寶就不怕沒有奶喝？我真的有足夠的能力照顧好一個孩子長大嗎？儘管進月子中心之後，清閒

時間多了出來，但新手媽媽仍然常見有許多擔憂在腦中縈繞。

允許自己被照顧及休息

這時候無論是有沒有要餵母乳的媽媽，都應該要建立起一個觀念：雖然已為人母，但也是個才經歷艱辛生產過程、元氣大傷的人，這時候最需要的是允許自己被照顧及休息。所以先將這些照顧孩子、餵奶等等煩惱都先拋在一旁，依著自身的直覺，好好放鬆休息。

可以在這段時間裡，安排讓自己身心放鬆的活動，如果擠奶和餵奶是必要行程，那在其他時間裡，能睡就儘量睡，若是睡不著，也可參加月子中心裡的新手媽咪課程，可以學到照顧自己和寶寶的各種知識，也可趁機與其他新手媽媽一同聊聊甘苦談，彼此加油打氣！再不然也可以找部喜劇影集來看看，或找貼心的姐妹淘來聊聊天，轉換一下心境，能幫你更加的放鬆。

能夠照顧好自己，寶寶越容易安撫！

這是個奇妙的發現，當媽媽能夠好好照顧自己時，會

發現這跟當好一個有耐心有愛心的母親並不違背！隨著放鬆之後，沒有壓力逼迫，會感覺寶寶越來越容易安撫，隨著越來越放鬆，副交感神經活性提高，奶量也會升高。當好一個媽媽，並沒有想像中那麼的困難重重。

夜奶

月子中心的床鋪比起醫院來，是寬敞也舒適許多，不需擔心母嬰同床可能壓到寶寶，著實讓媽媽放鬆了不少。學會躺餵母奶的媽媽，可以繼續熟練孩子與妳之間的躺餵技巧，同時能藉此爭取到更多的休息。這段時間，出生才十多天的寶寶，雖然睡眠時間頗長，但是仍不免 2–4 小時就要喝一次奶，所以會有夜間餵奶的需求；加上產後身體的代謝盜汗，會在睡眠時特別明顯，勢必又會干擾到媽媽的睡眠。

夜奶的因應

當媽媽進行躺餵母奶時，媽媽可休息，不需再起床擠奶，寶寶也有依偎與被安撫的效果，也可以增加母嬰間的互動與親密。或是將擠出的母奶或配方奶，交由護理人員

或老公代勞，讓媽媽有個不受寶寶干擾的連續睡眠。只是媽媽可能在夜間還是得要起床擠奶，避免讓脹奶打斷了香甜的睡眠。在這個階段，生產的傷口和身體機能正在逐漸地恢復中，多少會影響夜眠的深度，傷口可以搭配溫水坐浴會感到較舒適，只要好好休息，這些不適會逐漸改善，放寬心休息就是最高的指導原則。

新手爸媽一起來

月子中心裡母嬰同室的時間，正是學習育嬰技巧的好時機。小寶寶身子軟綿綿的，該怎麼抱才不會摔著？怎麼幫忙洗澡才不會嗆到水？肚臍傷口護理、穿衣服、換尿布、喝完奶怎麼拍嗝、脹氣吐奶等等的處理，都考驗著爸媽的處理和應變能力，這是對爸媽的第一個挑戰，好在月子中心會有經驗的專業人員隨時提供諮詢。

寶寶是爸媽兩人共同愛的結晶，新生兒的媽媽千萬沒必要「凡事一肩自行扛起」，企圖營造「為母則強」的賢妻形象。而是和先生一起熟悉育兒技能，讓先生能有感覺、並有機會「學習當個爸爸」。

這個階段最常發生的摩擦與緊張，可能會是嫌棄爸爸

對於孩子需求不敏銳，或是做起事來笨手笨腳，一言不合的就爭吵起來。這時爸媽必須要有共識，技能本來就是需要練習才能熟練，坦然面對生疏的感覺，以鼓勵和打氣來取代負向指責。而先生也應多體諒太太生育的辛苦疲倦，找機會與寶寶建立更多的父子親密連結。

視能力進行分工，也是一個好的合作策略，例如媽媽集乳和餵奶，爸爸就負責拍嗝與清洗集乳工具。在這個階段合作分工得順暢，會讓媽媽感到對日後的育兒相當有自信與希望，降低回家後要獨自面對孩子的恐懼感，一家人的凝聚和幸福感也從中而生。

學習與新生兒互動

隨著和寶寶相處的時間越久，媽媽對於寶寶的一切就感到好奇，寶寶偶爾一笑，讓媽媽備感幸福洋溢，而往往哇哇一哭，又讓媽媽無比揪心與無措，急欲想要了解寶寶到底想要做什麼？媽媽還有哪裡做得不夠好？每個孩子的氣質都不盡相同，有的寶寶容易安撫；有的孩子顯得比較急切和焦慮，需要較多安撫及擁抱。

一般來說，媽媽如果不是過於慌亂，都有種本性，能

夠去感受到寶寶的滿足或者是不舒服，試著去為寶寶的不
舒服做些努力，並從中逐漸了解如何滿足寶寶的需求。在
了解寶寶的過程中，媽媽經常會因寶寶的不舒服表現而焦
慮、哭泣，搞得自己也難以思考，或是因寶寶出現不尋常
的徵兆而擔心不已，這是每個新手媽媽都會有的共同經
驗；但這也是了解及與寶寶產生緊密互動的必經歷程。媽
媽可以嘗試依直覺做些事情，看看能否安撫寶寶，隨著相
處時間的增多與經驗的累積，與寶寶之間互動的默契會越
來越好。

　　不需要期待或過度自我要求是完美的媽媽，在滿足寶
寶的過程，難免都會有犯錯的時候，也許這件事會讓媽媽
們感到相當挫折，只要坦然面對自己的失落，會發現寶寶
並沒有想像中的脆弱，仍然會有時間來讓媽媽做些滿足他
的事。這時可以參考月子中心的專業或親友的意見，了
解、滿足寶寶的需求。

在家坐月子的「好意」壓力

　　麗麗在月子中心越待越舒服，但半個月時間很快就過
去了。回到家，婆婆開始照傳統進補，開始認真坐月子。

許多古老配方精心熬煮的藥膳、月子餐，及不分日夜緊迫盯人的關心寶寶狀況，在在都顯現婆婆「眞的」很用心在將她所想的坐月子方式一一執行；完全沒有詢問麗麗藥膳餐愛不愛吃？吃不吃得完？能不能接受這樣想當然耳一廂情願的坐月子方式？

　　麗麗覺得壓力好大、太可怕了，不但有不乖乖喝奶又哄不睡的寶寶，自己睡眠一再被寶寶中斷，返家後多天睡不飽的狀況已快抓狂了，加上婆婆積極關心與一再叮嚀，快讓麗麗招架不住了。不只心好累，身體不知是照顧寶寶太累還是心力交瘁，麗麗覺得虛到不行，生完小孩了，原本只擔心能不能很快變回原來的好身材，這下還要擔心身心負荷、怎麼會常這裡痠那裡不舒服？又不知道子宮收縮復原得如何？身體一下子完全不聽自己的話，好想掙脫這一切，讓自己能透透氣。

解決問題可以這樣做

　　坐月子期間的媽媽們，請儘量睡，睡越多越好。在坐月子期間，餵奶是辛苦且需要時間磨合練習的，所以請優先設定自己的生活模式：就是餵奶及睡覺！寶寶喝奶順利，媽媽能藉機休息，是雙方都贏的局面，所以之前介紹的側躺睡餵奶就成了很重要的方式。

　　有時候過了吃飯時間，還在餵奶或是雙方都睡著的狀況，實在有必要與幫忙坐月子的婆婆或家人，取得一個默契，不需要緊迫盯人的把三餐加點心，都要準時的進食或全吃完。晚一點，早一點，都是可行的，不必要為了進補或坐月子的一些傳統習俗，讓婆婆媽媽及家人都處在一個緊張的氣氛下。

坐月子以產婦為主

　　記得坐月子的主角是新生兒的媽媽，凡事以媽媽的狀況為主，例如媽媽需要休息、需要睡眠、需要吃少些讓自

己不會因太撐太飽而不好睡、需要有人幫忙安撫照顧一下寶寶……這些都得看媽媽的狀況來調整。有許多的坐月子習俗或禁忌，但都不及媽媽身體的調養休息來得重要。

像麗麗的婆婆，因為這胎是家中第一個長孫，太想把自己心目中努力準備多時的功夫拿出來儘量施展，所以做起來特別努力。其實這時候最好是將產婦的餐飲、日常生活所需準備好，等產婦有需要了，再來取用便可。

老人家特別疼愛小孫子，可等寶寶有需奶奶幫忙照顧時再出手相助，不需時時刻刻緊張的看著。太多的關愛有時成了負擔。而這樣的溝通協調工作，可以請先生協調，由先生出面溝通，也許較不會對婆婆造成拒絕的壓力，可以減少一些婆媳之間認知上差異的紛爭。

補眠休息，這階段沒有睡太多的問題

當餵飽了小傢伙，媽媽在允許的狀況下，自己也要補眠休息一下，在這階段沒有睡太多的問題，因為寶寶胃容量仍小，每間隔 2–3 小時就需要餵食，而每次餵的時間有可能又長達半小時或一個小時；有些媽媽希望餵多一些，寶寶可以餓慢一點，但事實上可能他喝進去的，與餵

時的時間不一定成正比。這樣下來其實可以想像，餵母奶
的新手媽媽，常在坐月子期間一直都圍繞在餵奶、脹奶、
擠奶這三件事上忙得團團轉；能睡的時間真的不多，所以
可以休息時就請儘量休息。

運動，恢復身材又消除疲勞

　　從剛生產完，婦產科就開始叮嚀產婦：要開始做收縮
子宮的運動，及舒緩生產時肌肉緊繃不適的伸展運動。

　　有研究指出產後的肥胖，不是因為生產前體重增加太
多而來，而是產後因為哺乳或坐月子進補太多等因素造成
產後肥胖。所以請維持產前運動的習慣，避免產後的身材
走樣及體重急速上升。

　　如果在子宮收縮狀況許可下，或開刀生產後的體能許
可下，非常建議在月子期間，開始一些在家可進行的肢體
伸展運動。例如一些瑜伽的墊上運動，頭、頸、腿、臀、
腰的伸展運動，以多樣式、短時段的方式來進行。

　　等坐完月子，可以出門後，記得可規律的帶著小寶貝

一起出門走走，讓自己多接觸戶外的陽光，不僅可以調節
生理時鐘，也可促進身體的新陳代謝，幫功自己更順利產
後瘦身。如果孩子夜間還是需要餵奶，那麼可以事先擠出
來，夜裡讓先生以瓶餵的方式代勞。有時候到晚上，孩子
先睡了，晚上的第一段睡眠有時較長，反而是媽媽自己脹
奶，這時可以先將母奶擠出來，等到孩子半夜醒來時，再
由先生瓶餵，這不僅是促進爸爸與寶寶的關係，媽媽自己
也可因此多得到一些完整的睡眠。

寶寶的睡眠計劃

這是在產前就可以規劃的項目！

寶寶體內睡眠生理時鐘約在胎兒第 7 個月開始形成，所以可以在懷孕的後半段，維持規律的作息，不僅自己可以睡得好，寶寶出生後相對來說，也會較爲規律。別小看這一點點規律性，在孩子剛出生的前 2 個月，睡眠都是混亂、片段的，所以就算只是相對規律性，都對媽媽是一種恩賜了。

 解決問題可以這樣做

寶寶剛出生的睡眠混亂、日夜不分，如何讓孩子可以

在晚上該睡時多睡一些，在白天可以多些清醒時間逗人開心，應是很多新生兒家庭的共同心願。剛出生的孩子約需要 16–17 小時的睡眠，在一天中分成約七段來睡，也就是清醒的時間不太多，且相當片段，最長的睡眠可能還沒 4–5 小時。這時要先教寶寶習慣的是日夜的差異，再讓他可以睡久一些。

規律寶寶的睡眠生理時鐘

每天早上，在固定的時間輕輕叫醒寶寶，這要看每個寶寶早上醒來那個時間點，特別是身兼職業婦女的媽媽，叫醒寶寶的這個時間點，需與上班時間符合。比如平時媽媽需要 7 點起床，也許寶寶 6 點半或 7 點半醒來時，就抱到有陽光的房間，讓陽光普照的感覺，幫助寶寶知道現在是白天，是一天的開始了。

每天固定一個時間點起床後，寶寶的生理時鐘就會較穩定來區分白天及晚上；到了晚上，也會在差不多同一個時間點想睡了。這一步很重要，因為當小嬰兒有一個差不多的時間點想睡，對於晚上很難哄入睡的孩子來說，至少

哄的時間會短一些。

睡眠時調暗燈光。這個動作，同樣也是在穩定寶寶的睡眠生理時鐘，當寶寶入睡時，儘量是關燈，讓他知道關燈、暗暗的，就是睡覺，且半夜醒來暗暗的，寶寶也就容易再睡著。所以不論白天的午睡、或是夜間的睡眠，都儘量關掉燈光、或保持昏暗的睡眠環境。

睡前洗個溫暖的熱水澡

如果有幫小嬰兒洗澡的經驗，就會發現在洗澡時，小嬰兒會舒服的打呵欠了，尤其當用溫熱水洗頭時，身體又浸在溫暖的澡盆裡，身體就會自然放鬆，表面皮膚的體溫升高，有助於寶寶晚上想睡的感覺來到。

晚上入睡最後一餐，吃飽些

有時候小嬰兒太習慣每隔 3-4 小時就會進食，會習慣的醒來討奶喝，也許在睡前的最後一餐，可以讓孩子多喝一些，或有些人會改喝配方奶，讓孩子的飽足感較多，可以睡得較長些。

寶寶睡多久才算「睡過夜」

　　爸媽們都好期待寶寶可以睡過夜的日子趕快來臨，其實在寶寶這麼小的時候，所謂睡過夜並不是晚上 8 點睡到早上 8 點，而是可以睡上 5 個小時，即算是睡過夜了。所以如果晚上 8 點開始睡，凌晨 1 點醒來，已經是很棒的表現，該給寶寶鼓掌拍手了。所以，也許可以讓寶寶晚一點上床，說不定可以隔天清早跟著爸媽一起醒來。

媽媽要銷假上班囉

　　不少職業婦女朋友，即便結婚生子後，仍期望在工作領域中有所發展，不希望因有孩子而中斷自己最熱愛的工作。麗麗從懷孕開始，就希望自己可以在工作與母親這兩個身分中游刃有餘。

　　在休完了兩個月的產假後，麗麗回到工作崗位上。但怎麼有種與世隔絕又回到人世間的感覺？過去應對進退流利的她，怎麼連接個電話都變得不熟悉？主管揶揄的半開玩笑：「該不會習慣抱小孩，就不習慣報價了？」麗麗聽了真的很刺耳。加上希望可以維持餵母奶的心願，每隔幾小時就要想辦法開溜擠奶，同事的奇特眼神，讓麗麗這堅持餵母奶的媽媽也很無奈。

　　回到家，覺得自己僅剩的能量，只能再與寶寶相伴入睡，但無奈寶寶的睡眠仍不長，一樣很難哄入睡，半夜還

會大哭大鬧，引來婆婆的關心及指責。老公也要上班，如果必須有人累，那就一個人累就好；所以麗麗常是一個人抱著不睡覺的寶寶搖來搖去哄他睡。老公覺得麗麗所有心思都只放在寶寶身上，連夫妻之間的體貼與情趣都沒了，而且一再夾在婆婆與妻子間的衝突，自己也很難受，夫妻間的爭執、冷戰，接連發生，讓麗麗倍加心力交瘁。許多負面情緒，開始糾纏不清……

解決問題可以這樣做

小嬰兒是全家人的寶貝，養育照顧不是也不該只歸媽媽管的事；即便是夜間寶寶有哭鬧的行為，白天一樣要上班的媽媽，一樣需要休息，不該把責任全丟給媽媽獨自孤單面對。

有了孩子的職業婦女，與沒有孩子時的粉領族生活是截然不同的，所以要兼顧工作與寶寶的照顧，蠟燭兩頭燒其實是很辛苦的。雖然坐月子時寶寶的混亂睡眠都能熬過

來，但工作後的媽媽，更需要很多的休息與睡眠時間，才能應付這兩個都很重要的角色。

維持早起晒太陽的習慣

維持早上固定時間起床，將寶寶帶到陽光充足的地方晒晒太陽，讓寶寶更習慣早上與媽媽一起起床上班，晚上會較好哄睡。下午寶寶的午睡不宜太晚，也許下午4–5點之後就應該醒來，別再讓寶寶睡了，這樣可以讓孩子晚上該睡時較想睡。

夜間的輪流照顧

如果晚上寶寶容易醒來，與先生商量輪流起來照顧，才不會讓一樣都在上班的人，有一個人負擔太重太累。而面對寶寶一再醒來，不該責怪白天帶的人沒有教好，或是白天讓寶寶睡太多等外在因素。建議應本著改變這困擾為目的，家人一起來面對解決，否則問題沒有解決，反而更滋生許多婆媳、夫妻間的情緒衝突。

新生兒回家後，大家都在適應孩子的加入生活，難免都要適應睡眠一再被剝奪或被迫切割，睡眠不足之下火氣

大家都會有，把目標指向如何改善，才是長治久安解決之
道，而不是遍地烽火到處波及。

　　新生兒爸爸的態度，對於媽媽是很重要的，如果覺得
照顧小嬰兒是女人的事，是女人天經地義的責任，那麼不
但沒有支援太太，還可能會責怪太太不顧夫妻情趣。相對
這樣一肩單挑照顧新生兒的媽媽，也太寵爸爸了，讓這樣
的爸爸，太沒有「身為一個父親」的自覺與責任。

　　適時的把一些新生兒的事交由爸爸來負責，例如洗
澡、換尿布、洗奶瓶、哄寶寶睡覺……讓他也能知道與體
會為什麼太太會這麼累，變得這麼無趣，應該換個角度，
由他主動出擊來培養夫妻關係了。

調整寶寶的睡眠

　　像麗麗這樣不斷被寶寶半夜哭泣尖叫的狀況而干擾睡
眠的狀況，其實許多媽媽都經歷過。也許先看看寶寶的一
些生理狀況是否安適，是尿布濕了？大便了？餓了？太熱
汗濕衣服了？太冷皮膚變紫了？還是一些環境因素讓他醒

來，比如被小被子卡住了？滾到床邊緣掉下來了？這些都是可以在當下或事先做好預防，較好處理。

夜驚（sleep terror）不是要去收驚

如果是兒童易出現的睡眠疾患，如夜驚、作惡夢，或睡眠呼吸中止症等疾患，也許可以尋求專家的協助。像麗麗的寶寶總在半夜哭醒，伴隨著尖叫、拳打腳踢、翻來覆去的狀況，也許可能是夜驚。寶寶發生夜驚，同時也要留意白天是否小睡不夠？或晚上逗他玩得太過刺激，讓寶寶晚上睡得太沉，而出現夜驚的情形。

夜驚，可能在入睡後約 3–4 小時出現第一次，那時的睡眠狀態，正是要由深度睡眠轉換到淺睡，但轉換不過來，讓寶寶陷入一種半睡半醒的狀況，無法自己再睡下去，所以出現大哭尖叫的狀況，這時媽媽可在旁陪伴、注意，但不刻意叫醒他或用力抱住他，這樣的尖叫大哭並不會影響孩子的睡眠或發展，哭個 10 幾分鐘可能就會自行停止。

寶寶發生夜驚，絕不是什麼被鬼或什麼髒東西煞到，

所以不用特別收驚或作法，那只是安慰大人的說法，對孩子其實作用不大，大部分的孩子哭個 10 分鐘可能自行再睡著，然後像是什麼事都沒發生過。

如果孩子長期如此，每次尖叫的時間點也很固定，那麼也許在他要哭泣之前的 15–30 分鐘，輕輕的搖搖他，但不是要叫他醒來，讓他由深睡期轉到淺睡期，度過了那段轉換時間，這夜驚就自然消失了；夢遊也是如此處理，因這兩種疾患發生的機制是相同的，而發生的時段通常前半段睡眠出現的頻率較多。

媽媽重回職場的調整

至於重回職場的媽媽，在初回到工作崗位，真的需要好多同事間的支持與包容才能順利度過。在收假之前，自己可以先回到工作崗位上，讓同事看看寶寶，看看妳的狀況，有先見過寶寶的面，大家多少會有些體諒，當妳之後去擠奶時，他們會了解這是要擠給那個我見過面的小寶貝喝的。而妳也順便先去感受溫習一下工作的感覺，不會等到回去時必須面對全新的開始。

許多媽媽常會在回去一開始上班，希望可以馬上表現

如之前的水準，或是想表現出自己更有效率，反而事倍功半的焦慮起來，每天瞎忙，似乎做了很多事，但其實自己知道效率不佳，但又不能常常加班來彌補，因為家中還有小孩在等妳照顧。回到家中，一方面擔心工作還沒做完，一方面又被小孩吵得無法好好睡，結果晚上還可能失眠睡不好。

試著先停下腳步，接受自己目前的狀態

重回工作崗位，有些事或許一時間還接不上來、反應還有點慢、自己的步調還找不到……那就為自己先訂好明確的當天工作事項，一步一步的跟上大家的腳步。也因為做了計劃，知道自己正在忙什麼，之後要做什麼，較不會亂了步伐，也知道自己的工作進度。在下班前，可檢視將自己今天完成的工作整理清楚，將明天要準備的備好，不要回家後還在擔心工作。

也許有些很早就下班的工作，在這兩個班的交接點，心理師會建議完全的放下去運動吧！把工作的疲勞或緊繃藉由運動釋放出去，給自己一小段完全屬於自己的時間，與自己的身體、心靈好好相處，在與新生兒奮戰的媽媽不

是沒有自己的時間，只是變得稀少與短暫，所以要更加好好珍惜自己。

回到家，一定要將家庭與工作區隔開來，回家就專心當個媽媽，全心全意與孩子在一起，讓妳的寶寶與妳相處時，是一個完全的媽媽，而不是一個心還在工作上的半個媽媽，專心才能做好事情、專心才能做好媽媽。

教養是爸媽的責任，其他人就只能支持

當孩子越來越大，家庭成員中的許多角力紛爭，很容易因教養孩子而顯現出來。麗麗就是如此，過去覺得婆婆明理又好心，現在覺得只要與她的金孫有關，都會成為天大地大的事，自己三不五時都在遭受指責。原本在當新手媽媽的過程已經很挫折了，現在還多了「長輩不時的指教」，讓自己覺得自己真的不是一個稱職的好媽媽。

孩子是爸媽生的，為人父母有完全的責任，要負起教養義務；其他親屬，不管是婆家還是娘家的阿公、阿嬤還是阿祖「只能支持」！

過度的干涉，都可能讓爸媽及寶寶都感到壓力，更何

況媽媽有壓力，寶寶就真的也會有壓力。支持不是不管，不是要祖父母或外公外婆視而不見，而是在內心相信這兩位「初為人父人母的兒女」可以把他們的寶寶照顧好。

就如同這些長輩們在小時候照顧自己的兒女一樣，人生的成長，都是要在這些歷程中磨練、學習，不是將他們的錯誤放大檢討批判，他們就會走得更好。反而是放大他們在你們那個年代沒有的優點，讓他們感到在幸福的支持之下，有雙倍的力量來照顧孩子。

麗麗很了解婆婆白天照顧小孫子的仔細，也很感謝感恩婆婆能讓她上班時無後顧之憂；也許在麗麗下班回家接手照顧後，婆婆可以放下警戒心，享受一下阿嬤也下班了的輕鬆感，逗逗小孫子解悶就好。別總緊張兮兮貼在兒子媳婦房門上，張著大耳朵注意監聽著寶寶的一動一靜。身兼數職的職業婦女，不管是人妻、人媳、人母，三頭六臂的辛苦、或是快樂，都是職業婦女得做好準備去面對的課題。但願姐姐妹妹們，大家彼此鼓勵、一起加油！

文／周舒翎、林詩淳

第四章

熟齡後的睡眠困擾

來自更年期症狀的干擾

　　明珠是位幹練俐落的銀行襄理，但最近這半年才52歲的她，怎麼也提不起勁來，不只是生活一團混亂，工作的情緒備受影響。

　　這要從小兒子考上南部的大學說起，為了他要離家去唸書，對該住學校宿舍或在外租屋，有很多「代溝」上的爭執，母子之間衝突迭起，先生卻像沒事人似的，完全不介入戰火，但私下卻和小兒子站在同一陣線。再加上辛辛苦苦栽培的大兒子出國留學後，就在國外工作、移民，根本就不打算回來，連探親都要三催四請，才能見上一面。

　　總總的失落感，已經讓明珠自怨自艾，半年前，先生因為公司重整而被迫提早退休，這一來，閒閒在家無所事事的先生，每天在家端著高階主管的架勢，

指揮這指揮那，為了一向不聞問的家中大小事，而跟
明珠大眼瞪小眼。

　　也不知道是不是情緒壓力太大，明珠的身體這半
年多來不停出現各種的不舒服，長期失眠更讓她渾渾
噩噩、猜忌頻生、心神不寧的頻頻請假跑醫院，腸胃
科、婦產科、新陳代謝科、心臟科、精神科……除了
泌尿科外，明珠都看過一輪了，但卻都沒有太大的改
善。

　　心悸、忽冷忽熱、失眠、煩躁、精神不濟一直都
在，雖然醫師及親友都說：「這叫更年期症候群，過了
就沒事了。」但明珠自己想，月經都已經停兩三年了，
雖然有一些熱潮紅、皮膚乾或性行為不順的狀況，但
這幾年也都沒有睡不好，情緒不佳的問題啊？

　　在看遍了不同醫院的許多科之後，最後只好勉為
其難的聽從建議，死馬當活馬醫的找睡眠中心的臨床
心理師，沒想到意外的慢慢為自己困擾多時的身心問
題，找到了解套的方法。

了解更年期，
不要自己嚇自己

　　許多更年期婦女朋友跟明珠一樣，在面臨停經前後可能出現不少更年期症狀，常常第一件事就是緊張的看診許多不同科別的醫師，心悸看心臟科、忽冷忽熱看新陳代謝科、皮膚乾、癢、過敏看皮膚科；彷彿不找出個病來，便不能釋疑對健康的焦慮。從醫院拿回各式各樣的藥，連自己都快認定自己是個「病得不輕的病人」了，其實了解更年期可能面臨的身心靈改變，首要的任務是──不要自己嚇自己！

　　不論妳即將進入更年期，或是已經進入更年期，還是已經在更年期中打轉了許多年的婦女，都可重新再來評估一下自己更年期症狀的干擾程度。下面的「更年期症狀自我評量」表，請讀者朋友依自己目前的狀況，勾選出自己的更年期症狀干擾程度。一般而言，總積分超過 15 分，

極可能表示「雌激素分泌不足」現象，如有疑問，請帶著
評量表，諮詢醫師。

更年期症狀自我評量

在「更年期症狀自我評量」表中，以身體感受的程度，
分別勾選 0 分、1 分、2 分、3 分，並算出總積分，0 ＝
沒有，1 ＝輕微，2 ＝中等，3 ＝嚴重。

許多更年期婦女一定會同意，其中最令人困擾的一項
就是「失眠」了，進入更年期的女性，約有33%–51% 會
抱怨有失眠的困擾，也有許多更年期婦女把失眠視為更年
期的必經過程，覺得只要進入更年期，睡眠必定不太安
穩，或是這個年紀失眠了，就等同於進入更年期。

而這張評估表，主要是要讓更年期的婦女了解，有許
多在這年紀出現的狀況與自己內在荷爾蒙變化有關，而非
讓評分出來是 15 分以上的婦女，擔心有了這些症狀，就
是完全進入更年期，像是得到了一個診斷而自我煩惱。

建議有這些症狀，且分數達 15 分以上的婦女朋友，
帶著評分表與婦科醫師討論，看看自己是否已經進入更年

期？了解後續的治療或建議的方向，弄清楚之後，便能不多猜疑的知道該如何面對更年期症候群了。

症狀／積分	0分	1分	2分	3分
熱潮紅				
頭昏眼花				
頭痛				
暴躁				
情緒抑鬱				
失落感				
精神緊張				
失眠				
異常疲倦				
背痛				
關節疼痛				
肌肉痠痛				
面毛增多				
皮膚異常乾燥				
性慾減低				
感受度降低				
陰道乾澀				
行房有疼痛感				
總積分				

資料來源：台北市政府衛生局

　　以明珠為例，入睡時常因與先生有些意見上的爭吵，在心中憤憤不平、在腦中不斷盤旋著該如何回頂他那不合理的論調；也常常因為夜間的熱潮紅感受，而容易中斷睡眠，不是常起來開電扇或開冷氣，不然就是因太熱流汗而需起身換衣以免著涼了。而這麼一再中斷睡眠，也常使她不容易再入睡，後半段睡眠常是半夢半醒，越睡越累。在明珠這案例中，就算各科的專科醫師都說這是更年期的症狀，但除了開藥以外，並沒有給明珠其他的答案或解決方法。因失眠而起所導致的症狀，變成她目前到處求醫的主要理由，而失眠真的就只是單純的失眠、睡不著嗎？背後還有暗藏什麼因素在作祟？

影響更年期睡眠因素，是荷爾蒙變化

　　第一個困擾更年期女性的失眠原因，是荷爾蒙變化，原本體內的黃體素及雌性激素，都是睡眠的保護因子，而女性的生理變化，一直受這些荷爾蒙所影響，如青春期、月經期、懷孕，其中更年期更是明顯，所以當荷爾蒙有所變化，睡眠即可能備受影響。女性朋友一定都體驗過在月經週期時的情緒、睡眠變化，有時身邊親近的人，都可明

顯感受到這一個月中最陰晴不定的這幾天。所以當更年期來到，而這兩項荷爾蒙都明顯減少時，對女性來說，睡眠的保護因子也少了一些。

黃體素對睡眠的保護效果，像鎮靜劑

黃體素對於睡眠的保護效果，來自於具有像是鎮靜劑般的鎮靜效果，可增加睡眠的深度、減少睡眠中醒來的狀況。平時失眠時去看醫生，常常拿回家的藥物，也是類似鎮靜劑而非安眠藥，因為鎮靜劑的「副作用」，就是會讓人放鬆，而睡眠的感覺可能就容易出現；所以鎮靜效果，可促進女性睡眠狀態快點出現，也能維持睡眠的連續性。

黃體素也具有增加深度睡眠階段的作用，在過去的研究中發現，如果具有深度睡眠，隔天自覺白天的精神較神清氣爽，精神飽滿。而且能讓睡眠一直持續無中斷，也是黃體素保護睡眠的作用，如果一整個夜晚睡睡醒醒，隔天的精神當然是很難飽足的。

雌激素可以增加睡眠時間

女性荷爾蒙雌性激素，可以增加睡眠的時間，維持睡

眠時間比較長；同時也是避免睡眠呼吸相關疾患的保護因子。相對於男性，女性在更年期前睡眠呼吸相關疾患，比例上比較低，所以在更年期後，許多先生開始抱怨太太會打呼，干擾到他們的睡眠。

雌激素是核心體溫調節器

許多女性在更年期間所經歷最共同的干擾症狀，是不分白天或夜晚的熱潮紅感，似乎體溫總無法自己掌控。體溫的變化，也會間接的影響睡眠，直接的表現方式就是夜間的盜汗，讓許多的更年期婦女不得不一個晚上得起來換好幾次衣服；如果這時身旁的先生不體諒，連冷氣或電風扇也捨不得開，更年期婦女的生理及心理的煎熬，就可想而知。

壓力荷爾蒙缺乏，讓應變大不如前

雌激素也會間接影響壓力荷爾蒙，接著影響睡眠；原本的壓力荷爾蒙，在我們面對壓力時，會釋放出來面對壓力做出「戰或逃」（fight or flight）的反應，可是當這項調節的雌激素缺乏時，很容易讓壓力反應不如先前來得順

暢，甚至有時會出現過度擔心、不安的狀況，而這些過度
擔心、不安就是失眠常見的干擾因素。

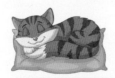

解決問題可以這樣做

抽絲剝繭更年期睡眠困擾

最常見的女性更年期的睡眠困擾就是失眠，一般可簡
單將這期間的失眠，分為三類型：

入睡困難

入睡時，可能都需要躺床至少 30 分鐘以上，而且一
週至少發生 3 次以上，在臨床上才會定義為入睡困難。

睡眠持續困難

睡眠不連續，淺眠，容易中斷。

太早醒

總在自己預先設定鬧鐘響前的兩三個小時前，就自動先醒來，且無法再入睡。

這三種類型，都讓人無法得到有精神恢復性的睡眠，且對於白天的日常生活或工作都會有所影響。而這種失眠狀況，偶爾也在女性的月經來潮時、懷孕期、生產後或是更年期之後出現。其他在更年期女性因為荷爾蒙的變異而增多的睡眠相關困擾，還包含了與睡眠呼吸相關，及動作、感覺的相關疾患。

打呼

睡眠呼吸相關疾患，指的是在睡眠當中，因上呼吸道塌陷，會導致呼吸道狹窄，而發出打鼾聲；較嚴重者，會出現呼吸暫停 10 秒鐘以上，次數達每小時 5 次以上的睡眠呼吸中止症。更年期過後的女性，因為呼吸道肌肉較為鬆弛，睡眠呼吸中止症的發生頻率相對高，因而容易造成睡眠中斷。

睡前或睡著後，發生在四肢的動作疾病

　　睡眠的「動作、感覺」相關疾患，是在睡前或是睡著後，發生在四肢的動作疾病，一種類型是四肢會有不適的感受，例如：麻麻、癢癢或有東西在爬的奇怪感受，需要拍一拍動一動、別人幫忙按摩，或起身做一些放鬆伸展的動作才能消除這種感覺，也才能較輕鬆入睡，這是「腿部不寧症」。而這些動一動、拍一拍就是讓婦女入睡時造成困擾的因素。

　　還有另一種發生於睡眠當中，自己或床伴發現，自己的腿或手會不自主的但規律性抽動、踢擺，這稱之為「週期性肢體抽動症」，也是容易造成睡眠中的干擾，容易造成從睡眠中醒來的一個因素。針對「睡眠呼吸相關疾患」、「動作、感覺」相關疾患，這些因生理因素產生的睡眠困擾，可以先至各大睡眠中心先進行一夜的睡眠檢查，了解嚴重性如何，以及這些疾患發生的原因後，再決定之後的治療方向。

　　以「睡眠呼吸相關疾患」的情況來說，危險因子包含肥胖、脖子較粗、下顎後縮等，可針對這些可能的因素予

以治療，包括維持理想體重，避免因更年期新陳代謝較差，而讓自己的體重無法控制的增長。也可以請耳鼻喉科或胸腔科醫師診察呼吸道阻塞的原因爲何，是咽喉的軟組織過大？鼻子過敏？還是上呼吸道的問題？才好決定之後是以何種方式來做治療。比如耳鼻喉科的手術治療，或目前使用率最高的陽壓呼吸器（CPAP），都可以降低睡眠呼吸中止症的干擾性。另外牙科的口腔矯正器（俗稱止鼾器）也是方法之一。

　　自己想試著在還沒有這些治療方案執行之前，有所改善打鼾，或呼吸中止的問題，可試試睡覺時維持側睡，或將枕頭墊高、睡前避免喝酒、避免服用安眠藥，或使用減輕鼻塞的藥物等方法來改善。

　　「動作、感覺」的相關疾患，可了解個人是否具有可能引發這疾患的相關疾病，例如：缺鐵性貧血、腎臟病的洗腎病人，或是糖尿病，都有可能引起次發性的「動作、感覺」疾患。而這方面的一般性治療包括：運動、減少咖啡因的攝取，補充鐵、鎂、鈣、葉酸等。這些建議雖然沒有非常強的科學證據證明一定有所效果，但至少可以減緩在感覺不適或抽動時的不適感受。

更年期睡眠問題的治療方向

明珠在睡眠中心臨床心理師的問診下，排除了上述的睡眠相關疾患，心理師進行了「失眠的認知行為法」來改善她的失眠困擾。

先追求睡眠品質，再追求睡眠量

在前面幾章都有介紹的「失眠的認知行為法」是在美國睡眠醫學會第一線建議失眠者的非藥物治療方法之一。其中「認知」，就是改變對於睡眠這件事的許多不合理的想法，並且提供正確的睡眠知識或是尋找合理的想法替代，而「行為」則實際包括了許多助眠的行為技巧。

以明珠為例，她容易覺得晚上睡不好後，就應該多休息少活動，因此躺床的時間變長，但睡眠品質變差，所以臨床心理師第一個教的，就是先追求睡眠品質，再追求睡眠量的「睡眠限制法」；請她睡不著時立即起床，讓她躺床時間等於睡眠時間。這個方法是期待明珠可以提升睡眠效率，降低失眠時間，讓躺在床上的感受都是好眠的感受，讓之後躺床後就會聯想到睡覺，如此一來，不只睡眠

品質提升，也減少躺在床上生氣、睡不好的感受。

從日常生活中做行為改變

心理師同時建議，增加明珠白天在外面晒太陽時間，並且在適當時間增加規律運動，以增強她的睡眠趨力。睡眠的感受需要多活動、多運動才能提升，在家唉聲嘆氣是改變不了任何事的。在白天多外出光照，可調整睡眠的生理時鐘，讓身體知道何時是白天、是夜晚，讓兩者有所區分後，在晚上較容易入睡及穩定睡眠。

光照的效果還不只如此，對於更年期另一個可能出現的骨質疏鬆症，也可藉由光照生成維他命 D3，可促進鈣質的吸收，對於預防骨質疏鬆症具有明確的效果。光照對心情的改善也有助益，過去在對於「季節性憂鬱症」的研究中，就發現在冬天缺乏白天的光照，很容易讓憂鬱的心情會找上門來。所以請別減少在外活動的時間來養出病，多外出、多運動，把心放開，睡眠自然就會來。

而在「認知」的治療中，心理師提供了更年期睡眠可能的干擾因素，加上對於明珠干擾現在生活中種種事件的討論，例如明珠會有「我一定要睡滿 8 小時」的功能信念，

讓她一定要在晚上 10 點躺床，而且要快快睡著，而隔天一定要在 6 點早起，不然身體健康會更不好。

　　這個睡眠的信念，就會讓她在不想睡時躺床，在早上仍迷濛的狀態時硬爬起來，睡眠的行為也因此被影響了。明珠與心理師一起討論後，試著去接受更年期睡眠會有所轉換的正確概念，找到許多替代先前很堅持的想法後，不論是對睡眠時間的堅持、睡眠品質的執念，也漸漸被放下，當這些不再是她的睡眠壓力後，反而睡得自然，失眠的程度也減緩許多。

　　從這案例中，可看出明珠停經兩三年後才出現的失眠困擾，與近來的生活壓力有著相當大的關係，這幾個月先生退休常在家，而兒子離家，再加上自己的工作有點狀況，似乎這一連串的生活大小事，都與她的失眠有著密不可分的關係。

關於退休這件事

　　大部分婦女的更年期生活，也許就像明珠的例子一樣，有的還在工作還沒退休，面對著工作原來的壓力，及年輕一輩的竄起，不免懷疑自己所累積的經驗，是真的好酒沉甕底？還是已成了舊式思想？想著想著，都要開始認真思考是否該退休了？

　　但如果真的退休，將來的生活、經濟的規劃，是否都來得及？或是值得一賭這樣的生涯規劃？那又是另一個壓力。如果退休生活是像先生那般，變得大小事都要掛在嘴上碎碎唸，明珠自己一點也不想成為這樣的退休老人，所以退休的生活是否真的是自己所要的，也傷透許多職業婦女的腦筋。

　　這時期，也正是一般家庭中孩子獨立成熟，如果再加上孩子離開家，不論是成家立業還是在外地讀書，離開自

己每天可以看到的範圍，就是一種母子分離，難捨的空巢期分離感，還是每晚揪著每個母親的心，永遠放不下來。如果另一半是這時期的支持力量，還可以一起走過，但有時自己的另一半也正在經歷更年期，像明珠的先生，退休生活沒有重心，反過來嫌她家事做不好、嫌家裡不夠整潔，好像過去管理公司的氣勢，現在都拿來管理家裡的事，這樣的反應，常常引來家中成員的不習慣，無法理解過去男主外的爸爸，怎麼退休後成了主內的男主人？

在工作、家庭的兩頭壓力下，更壓得更年期婦女難以呼吸了，加上許多生理上的變化，惡化原來的生活品質。同樣的，這種情緒變化，不只來自於生理的不適，也來自生活上的改變，孩子離家的空巢期、先生或自己退休後生活的改變、自己沒有工作沒收入，或不再需要照顧孩子的失落感，這些都會加深這時期女性心理上的不調適。

更年期不是病，是人生必經的過程

在失眠的 3P 理論中提到，形成任何類型的失眠都有其前因後果，前因即是第一個 P：前置因子（predisposing factor），在更年期的婦女身上，就是荷爾蒙變化，這項體

質改變的因素，讓婦女朋友相對於人生其他時期，更容易患有失眠。

　　但有這樣的體質並不是每個人都會引發失眠，可能在某個重大事件或創傷後，引爆了失眠的開端，這就是第二個P，促發因子（precipitation factor），在明珠的個案中，小兒子選擇住宿的事件，或是工作壓力，或先生的退休都可能是促發明珠失眠的開端。而最後導致失眠一直維持下的第三個P，維持因子（perpetuation factor），就是讓失眠一直無法消散的因素。例如，生活上瑣事沒完的煩惱、先生的叮唸、兒子不在家的擔心、空巢期的不安，在睡眠上則是對睡眠功能信念的堅持、睡眠不佳習慣的維持，這些都可能讓失眠一直持續下去。

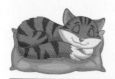

解決問題可以這樣做

　　心理師在做「失眠的認知行為治療」的同時，整體的治療也包括明珠與先生、兒子的相處狀況及她的工作壓力進行「認知治療」，改變她過去的生活形態。包含睡眠行

為及生活作息，例如，原本明珠以為自己生病了，要多看
醫生、多休息、少外出活動等行為，在接受更年期生理上
是會有些變化的概念下，不再視自己為病人後，維持原來
作息，甚至增加白天光照及活動，也讓明珠顯得更有生活
目標、更有朝氣及活力，自然也減緩症狀的不適感。

　　對更年期的生活，當事人要有所接受，心頭的那塊肉
再疼再愛的孩子，終究有自己的天空，該放手就得放手，
試著接受空巢期可能會有的失落感及不安全感，找到自己
目前的生活目標也許是另一個人生的開端。

　　更年期不是病，是人生必經的一個過程，了解它、接
受它，也學會放下它，讓它與妳的生活和平共處，在睡眠
的治療過程中，其實就是提供更年期生理變化，或睡眠改
變的正確知識。就像明珠，可以對她自己目前所處的更年
期許多生理、心理的變化，有更多的掌控性，讓原來對於
工作的自信又重新找回，對於自己將來的人生目標，重新
定位，之後要更懂得為自己而活，當一位理智又快樂、充
滿自信的更年期女性。

文 / 周舒翎

老人家的日夜顛倒睡

在長青學苑書法班，梁奶奶見到好久不見的李媽媽：「怎麼這麼久沒來上課啊？」

李媽媽嘆了口好長的氣：「我婆婆呀，一年多前中風，之後不就是坐輪椅了嗎，晚上大家睡覺時間到了，她卻反而還是精神奕奕非要人陪她摸摸這、弄弄那的，有一句沒一句的陪她聊；第二天一早，大家要上學的上學、要上班的上班，偶爾熬個夜陪她還可以，長期下來誰也受不了。」

「你們家不是找了外傭幫忙嗎？」

「唉！」李媽媽搖著頭說：「我婆婆呀，一早才吃過早飯，就要外傭推她回房補眠，中午起床吃過飯，下午又邊看電視邊打瞌睡，天色越晚，她越來勁兒。大半年下來，外傭被婆婆搞得嚴重睡眠不足，氣色很

差很差，我看了都於心不忍。只好在回門診時，請醫師開藥，讓婆婆在晚上睡前吃，看能不能改善她的睡眠習慣。」

「結果有用嗎？」梁奶奶很好奇追問。

「唉！」李媽媽忍不住又嘆口氣：「萬萬沒想到吃藥沒幾個月，有天夜裡外傭睡熟了，婆婆因吃藥意識不清，忘記自己行動不便，自行下床上洗手間，撞了頭又跌斷了手，所以這段時間，我都得醫院家裡兩頭跑。」

梁奶奶聽完，將心比心的安慰李媽媽：「上了年紀，睡不好很常見，我自己也有睡眠困擾，而且持續了多年。自從六年前自己唯一的妹妹因婦科惡性腫瘤過世後，就開始出現斷續的失眠困擾。」

「可是都沒聽您抱怨過，也看不出來呀？」

「是啊，想想自己也算好福氣，有兒孫同住、對我也孝順，生活中沒什麼要我擔憂煩心的事；大白天也小心避免小睡、少喝含有咖啡因的飲料，可是到了晚上，卻還是睡不好。為了不吵到兒孫，只能在房間床上儘量安靜的翻來覆去，也搞不清楚到底是因為太思

念妹妹？還是總擔心自己也可能會患上癌症的恐懼，讓自己一直在反覆失眠。」

李媽媽聽完了梁奶奶的一番話，不禁感嘆起自己也邁入 60 大關，雖然身體沒什麼大問題，但高血壓、心血管問題，確實也讓自己常跑醫院拿藥。睡眠確實跟年輕時大不相同，孩子們都笑自己七早八早就坐在沙發上打瞌睡，但夜裡醒來的時間卻越來越早，就算睡著也都淺眠多夢，總是睡得不深，年紀大了，睡眠問題，著實令人苦惱。

高太太一踏入書法班教室見到李媽媽來上課，心裡好高興，因為高太太中年喪偶後，照顧自己失智症的媽媽已經好多年了，在書法班上認識了同樣有親人需要照護的李媽媽，可以跟自己分享照護的壓力，互相加油打氣的感覺很溫暖。

高太太聽班上婆婆媽媽們紛紛談起各自碰到的睡眠問題，連忙加入話題，訴說著自己的睡眠困擾：「我家的老媽啊，因為失智症，有日夜顛倒睡的問題，請不起外傭幫忙，只能靠我自己來照顧，一整夜都睡得提心吊膽，深怕她起身走動不小心摔了、碰了，到時

又得增加照顧的負荷，因此從老媽媽發病到現在，我根本早就沒什麼睡眠品質可說了。」

「妳不是還有個孩子住一起嗎？總該能輪換一下，讓妳喘口氣吧？」

「本來週休假日，女兒會貼心幫忙看顧一下外婆，讓我可以出門去透透氣或是趁機補個眠，但現在她升官被派長駐大陸，這下子，我擔憂到連睡也睡不著了，擔心女兒一人隻身在外，不知道能不能照顧好自己；又擔心以後沒人可幫忙替換照顧老媽媽，甚至還曾經想到，要是哪天老媽媽撒手人寰了，自己一人獨居的淒涼……」

助眠藥物的風險

　　行動不便的長者，最常見的睡眠問題即是生理時鐘日夜顛倒，因為行動不便，包含長期臥床、坐輪椅和使用拐杖等等，常會降低老人家外出的意願或是機會。但是我們的生理時鐘其實很需要外在線索，例如陽光、規律睡醒作息的校正，才能夠維持穩定的運作。

　　一旦終日待在家裡或是養護中心，想睡就讓老人家去休息，生理時鐘的運作便容易出現紊亂的情形，使得老人家開始出現夜裡入睡困難、白天嗜睡等症狀。但若是回診時跟醫師說起，往往醫師會建議規則服用助眠藥物。但如同李媽媽的婆婆一般，在夜間使用這類藥物，須提防副作用和危險性。

　　老人家本來就容易跌倒，助眠藥物更會大大提升跌倒的危險，雖然多數臨床醫師已謹慎開立低劑量的藥物，但

仍難避免憾事發生。其實，生理時鐘日夜顛倒睡的情形，
不見得需要藥物協助，大家不妨嘗試不同方法，幫助家中
老人調整睡眠，減少使用助眠藥物的機會。

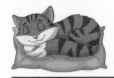 **解決問題可以這樣做**

　　人體內掌管睡眠的其中一個重要機制就是生理時鐘，
但腦袋裡的這個時鐘，其實相當容易受到一些外在線索干
擾其運作。倘若白天很少有機會照到光、睡眠時間又缺乏
規律的安排，生理時鐘的運轉便易失去章法。若希望生理
時鐘能回復穩定，記得白天請外傭或是養護中心——

　　區分日夜光線照射量的差異，即可協助老人家不靠藥
物也能擁有優質睡眠。

　　多讓老人家待在有充足光源的處所，充足的陽光可抑
制與生理時鐘息息相關的褪黑激素分泌，一旦體內褪黑激
素的濃度下降，整個人精神也會變得較好，減少白天打瞌
睡的機會。另一方面夜間準備入眠時，避免房內燈火通

明，干擾入睡前腦中褪黑激素的分泌。

減少白天躺床，累積夜間足夠睡眠需求

影響睡眠的慾望是睡眠恆定系統，就如同我們吃東西的慾望一般，當點心吃過多時，正餐時間往往缺乏食慾；反之若餓得太久，正餐時間便胃口大開、狼吞虎嚥。每人一天所需的睡眠需求量是固定的，當睡眠被分散在白天的不同時段時，就如同我們吃了太多的點心，到晚上要準備吃正餐時便食慾缺缺。

老人家若長期待在家中或養護中心，因為躺床或是坐輪椅都是偏向靜態的活動，很難免瞌睡連連、成天多在夢周公。一到晚上，身體當然不覺得還需要休息、補充體力，自然就張眼到天明，隔天醒來，睡眠不足，又更容易打瞌睡補眠，就恐落入日夜顛倒的惡性循環中了。

除了以光照趕跑瞌睡蟲的作法外，建議可安排一些白天的社交課程，例如到社區老人活動中心參加卡拉 OK、合唱團、書法班、打麻將、玩玩橋牌或下象棋等活動，不僅可避免白天因無事可做打瞌睡的機會，另一方面還能拓展社交生活圈，減少老人家因生活過於封閉，情緒日漸低

落的可能性。

調整作息要有循序漸進的步驟

　　許多長輩會因為自身或是周遭朋友的健康日益衰退，而開始力行追求健康的生活，例如調整作息、安排充足的睡眠時間、提高對睡眠品質的標準等。但臨床上卻經常碰到本來當習慣夜貓子的長輩，驟然的往前調整作息，而遭遇到入睡困難的挫敗感。事實上，我們的生理時鐘有容易向後延遲，但不易向前提早的特性。因此——

　　若是長輩們想要往前調整作息時間，建議還是應該要循序漸進的方式：以每 2-3 天提前半小時上床與起床的步調，較不易遇到入睡困難的阻礙。

　　其實國外研究已證實：作息的偏好是由基因決定，有些人天生習慣早睡早起，有些人則偏好晚睡晚起，只要每天固定作息的時間，體內的荷爾蒙就會自動配合你的睡醒時間分泌，常保健康。若長輩們已經固定「夜貓子」的作息數十年，其實是沒有貿然更動的必要性。

「要睡 8 小時才能常保健康」的盲點

　　臨床上，常會聽到長輩們因為健康因素，開始增加睡眠時間或提高對睡眠品質的要求。首先要突破的便是「人人要睡上八小時才能常保健康」的這個盲點！

　　因為西方的睡眠醫學研究，已證實每個人睡眠所需時間的長短都不太一致，有些人天生就是短睡眠者，大約一天睡 5–6 小時以內就足夠；有些人則是長睡眠者，一天必須睡上 9 小時以上，才會有飽足感。這樣的特性同樣也是由基因來決定的，由不得我們自行調整。而醫生之所以都會循循善誘「要睡 7–8 小時才健康」的觀念，是因為確實有 6 成左右的民眾，都是需要睡 7–8 小時才足夠的。長睡眠者和短睡眠者，則各占總人口約 2 成左右。

　　所以長輩們最好還是依據自己過去經驗，來選擇睡眠的長度，畢竟短睡眠者硬要躺 7–8 小時在床上，無疑就是在幫自己創造「躺上床、睡不著」的失眠經驗；而長睡眠者刻意縮短自己的睡眠時間，則恐讓自己疲累不堪、熊貓眼上身。

　　針對睡眠品質要求的部分，因為隨著年紀增長，泌尿

道功能、肌肉骨骼的退化，容易有頻尿、漏尿，或是痠痛的問題，睡眠品質自然也難免會受限於身體狀況而變得較為片段。倘若仍以較高的標準來檢視睡眠品質，自然就會落入「總是睡得不太安穩」的憂慮，反而提高睡前清醒系統的作用，讓失眠困擾持續不斷。

慢性疾病控制穩定，睡眠自然好

上了年紀隨著生理機能的老化，高血壓、糖尿病、高血脂樣樣來，許多老人家就此成了藥罐子，每天吃的藥一大把，光想來就讓人頭疼不已。

值得注意的是，其實許多藥物會引發睡眠障礙，像是類固醇、氣喘用的支氣管擴張劑、常用於降血壓藥物的乙型交感受體阻斷劑（beta-blockers）、茶鹼（aminophylline）等，都有引發睡眠障礙的副作用。倘若不明就裡的老人家因服藥而引發失眠困擾，往往會造成心理上更大的負擔，擔憂莫名其妙怎麼失眠了？又將可能加重個人健康的惡化，而讓失眠的影響加劇，或是拉長失眠的影響時間。

建議家屬或是老人家，多利用醫院的藥物諮詢窗口，

了解藥物常見的副作用和正確使用時機；或者詳細詢問診所醫師藥物的作用機制，一方面可減少不當時機使用藥物影響睡眠，另一方面也能減少對莫名失眠產生的焦慮感，避免因此發展出慢性的失眠困擾。

高血壓、糖尿病、腎臟病等慢性疾病，容易共病睡眠相關的動作異常疾患，像是腿部不寧症、週期性肢體抽動疾患，這些都會干擾夜間睡眠品質，使得老人家常有入睡困難、淺眠和多夢等抱怨。

腿部不寧症

是指在晚上靜躺床上準備入眠時，覺得腿部有類似蟲子在爬發癢、痠麻、腫脹等的感覺，非得要移動一下腿部，或甚至是起床走動，才能消除上述不舒服的感覺，因此經常造成入睡的困難。

週期性肢體抽動疾患

是人在入睡後，大拇趾及腳背向上彎曲，並伴有膝及髖關節彎曲的連續動作，有些人一個晚上可出現數百次這

種動作，每次的動作產生往往容易引發輕微地覺醒，使晚上的睡眠斷斷續續，或是難以進入深眠。

腿部不寧症和週期性肢體抽動，這兩類症狀對藥物治療反應佳，但仍建議老人家要好好控制睡眠疾患的潛在病因，穩定血壓和血糖值，才能提升睡眠的品質。此外，長輩們的體重很容易隨歲月與日俱增，加上年紀增長，體內肌肉比例也會逐漸減少、肌膚日漸鬆弛，這些因素是老人睡眠開始鼾聲隆隆，甚至罹患阻塞型睡眠呼吸中止症的主要原因。

夜間的呼吸障礙

夜間的呼吸障礙可能造成體內血氧濃度下降，腦部必須短暫地中斷睡眠以回復正常的呼吸。雖然多數人對於短暫地覺醒並未有意識的覺察，但整夜頻繁地中斷睡眠，還是會造成個體主觀陳述睡眠品質不佳、多夢，或是睡眠不具恢復性。夜間長時間的缺氧，也會造成心血管的負擔，已有長期追蹤研究證實，阻塞型呼吸中止症為高血壓、心臟疾病、糖尿病的致病危險因子，甚至會增加血壓和血糖控制的困難度。

　　因此臨床上有不少共病阻塞型呼吸中止、糖尿病、高血壓的患者，在接受呼吸中止症的治療後，本來忽高忽低的血壓或血糖值就變得穩定、甚至減少原來的用藥劑量。建議有這些症狀的長輩，包含打呼、睡夢中被口水嗆到、因夜間缺氧白天醒來頭痛、多夢、夜間頻尿等，需趕緊至合格的睡眠中心進行進一步的診治。

不太早上床，就能避免太早醒來

　　隨著年紀漸增，內在生理時鐘容易逐漸往前移，每每晚上十點不到，便看到家中老人家呵欠連連，宣告著他們睡覺時間到了。不過有時為了等門或是多陪陪兒孫們，總是硬撐著在沙發上打瞌睡，等全家人都各自回房了，他才跟著回房休息；可是清晨 4–5 點就自動醒來，想睡再也睡不著了。對部分長輩而言，早起能夠外出晨運，或許不特別造成困擾，但有些人較隨性而為，想睡就睡，造成生理時鐘不斷往前挪，甚至半夜 2–3 點，就已睡飽起來東摸西摸，反倒影響了其他家庭成員的睡眠，甚至還可能引發家庭革命。

建議長輩們每天還是養成規律的上床和起床時間，穩定好生理時鐘，避免過早上床，就能減低太早醒來的發生率。倘若晚上實在很難抵擋睡意，建議可於傍晚 6 點左右外出散步照光 30–60 分鐘，可有效延後我們生理時鐘的運轉；另一方面，抵擋不住睡意時，可起身做做健康操，幫助自己有效打跑過早就出現的瞌睡蟲。

失智症的紊亂睡眠

睡眠障礙是失智患者常見的症狀之一，他們深度睡眠階段會明顯地減少，睡眠也會變得片段，且夜間醒來次數增加，造成這種現象的原因，可能是因為患者有焦慮、憂鬱、幻覺或妄想等精神症狀所影響，間接促使失智患者在夜間容易起床活動，或夜間躁動、白天嗜睡、日夜顛倒。一般來說，處理失智症患者的睡眠困擾，往往會以「非藥物」方式為優先考量，除非非藥物策略的效果不彰或是情形過於嚴重，才會尋求醫師開立藥物進行治療。

非藥物的處理步驟

● 由主要照顧者協助記錄患者的睡眠日誌，了解患者

的作息形態與白天症狀，回診時可提供給專業醫護人員對其睡眠問題做出正確診斷，並諮詢可行的治療策略。

- 增加白天戶外活動的機會，一則可增加白天照光機會和活動量，建立規律的生活作息；二則運動有助於刺激腦部、減緩病情的惡化速度。

- 白天即便是待在室內，也應保持充足的光線，晚上接近睡眠時間則可將燈光調得昏暗些，有助穩定內在的生理時鐘節律。

- 減少晚餐湯品的攝取，與晚飯後的飲水量，避免因需起身上洗手間而增加半夜醒來或走動的機會。

- 日夜顛倒嚴重者的病人，可嘗試每天將睡眠時間往後延遲 1–2 小時，若白天非常嗜睡難保持清醒，可於睡前 3–5 小時接受戶外陽光或者可向睡眠中心租借光照機，光照 60–90 分鐘，幫助病人維持清醒，持續約一週左右的時間，應可讓病人睡眠調整至理想狀態。

- 為了避免失智患者在半夜自行下床，可能增加跌倒風險，建議睡眠環境盡可能避免堆放太多雜物、動

線要暢通，且最好能有家屬或是看護同房休息，方
便及時給予病人協助和陪伴，減少意外的發生。

　　若是失智長者的症狀，已嚴重到造成照護者極大的身
心負擔時，還是需請醫師協助開立適合患者的助眠藥物，
但建議家屬，務必仔細觀察、並記錄患者用藥物後的反應
與副作用，回診時提供給醫師做調整藥物的參考。

當身爲家中的主要照顧者時

　　有許多熟年族群退休後，接踵而來是要面對照顧年邁的爸媽、老伴，或做孫兒孫女的保姆。對於這類主要照顧者來說，生病或是年幼對象的健康、活動、睡眠等狀況，也同時牽動著照護者的壓力與生活品質，例如年邁患者的病情好壞、擔憂小孫子的安全、感染、避免一不小心造成的受傷等，對照顧者的身心都是很大的壓力。

　　甚至大家都不乏聽說身邊有許多長輩，因此發展出壓力相關的身心症狀，包括失眠、大腸激躁症、焦慮、憂鬱、內分泌系統因爲壓力而失衡出現代謝問題，例如甲狀腺機能亢進、糖尿病、高血壓等等，都已被證實「慢性壓力」是發病的重要因素之一，所以身爲主要照護者的長輩們，一定要有所警覺。

　　畢竟身爲家中老或小的主要照顧者，是一條漫漫付出

與艱辛的「修煉之路」，在努力盡孝道、盡責任付出的同時千萬不要過於逞強，而忽略掉自己身體所發出的警訊。畢竟當妳自己也是有了年紀，擁有良好的睡眠品質與休息，身心才能有足夠的空間、彈性與創意，提供被照護者更良好的照顧品質。

身心狀況檢核表

請長輩們仔細覺察自身狀態，最近一個月內是否有以下的症狀？再行勾選：

□心悸	□高血壓	□胸痛
□呼吸困難	□呼吸急促	□氣喘
□窒息感	□喘不過氣來	□咳嗽
□吞嚥困難	□口苦	□喉部異物感
□容易飢餓	□食慾不振	□噁心反胃
□腹痛	□腹瀉	□腹脹
□胃痛	□便秘	□胃酸過多
□煩躁	□頻尿	□緊張
□焦慮	□頭暈	□失眠

☐頭痛　　　　☐頸部痠痛　　　☐肩膀痠痛

☐腰部痠痛　　☐四肢無力　　　☐視力減退

☐體重減輕　　☐體重增加　　　☐疲倦

☐皮癢或皮疹　☐耳鳴　　　　　☐性功能減退

☐手抖　　　　☐悶悶不樂　　　☐恐懼不安

☐神經緊張　　☐缺乏自信　　　☐容易落淚

☐難做決定　　☐罪惡感　　　　☐易出汗

☐眩暈　　　　☐無望感

☐其他不適症狀：＿＿＿＿＿＿＿＿＿＿＿＿

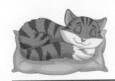

解決問題可以這樣做

　　若檢核量表勾選的項目越多，就表示身心可能承受越大的壓力，也意味著卸下肩頭重擔、休息的燃眉急迫性。建議擔當照護者的長輩，可利用一些家中或社會的福利資源，例如向社會局申請居家照護員，或是社區的臨時托育中心，讓自己在照護工作上得以喘口氣休息一下，也可如

同高太太一樣，趁有子女替換手時，出門上上課、與朋友聚聚聊聊，既可充實自我，也可收抒發情緒的功效。

切忌將自己看得太過重要、事事都非自己插手不可；有時換個角度看，並非事事皆非要妳出面不可，這樣不僅會把自己綁死，也會把自己累壞了。

破解令人不安的死亡議題

希臘神話中，睡神西普諾斯與死神沙那妥斯，是夜之后奈克斯所生之同胞兄弟，因此睡與死亡，總不免令人聯想到特殊的連結性。

對某些長輩來說，入睡的經驗確實令其焦慮不安，因為人類的許多病痛，的確會在一夜睡眠之後獲得好轉，但也可能在深夜裡病情惡化，而難以支撐到天明。所以老長輩們會擔憂：「今晚闔上眼之後，是否明天一早還會再醒過來？」若是老擔負著太多的未竟事務，更會加深此不安感而徹夜難眠；抑或是在夜深人靜時，死亡相關的議題，從生命的價值感、對疾病的不安、有生之年的遺憾……也會像被打開的潘朵拉盒子，開始折磨老長輩們的睡眠。

　　雖然哲學家海德格說：「人從出生後就一步步邁向死亡。」但在人生後三分之一的階段，此議題會益發的凸顯且令長輩們焦慮不安，除了源自焦慮死亡表現之一的開始對疾病關注，也會開始對孤獨、被遺忘、自身越來越沒價值感而不安。

為自己沒有遺憾的圓夢

　　美國心理治療大師歐文・亞隆曾提到：「我們應該學習去覺察死亡的不安感受，接受生命終點帶給我們的焦慮，長輩們可以藉由整理老照片，與兒女或社工、心理輔導人員，談談舊回憶的方式，重新回顧已逝去的生命時光，藉此過程審視自己『這一生過得好不好？此生還有什麼遺憾？』將生命終點帶起的焦慮感，化為正向的力量，讓它變成豐富生活的契機，我們可以趁著餘命去實踐年少時、過去被工作或家庭所累，以至於無法實踐的夢想；也可藉此去尋找過往疏於聯繫的親友們，在此互動中分享共通的生命記憶與體現自己的生命存在感和影響力。」

　　甚至可藉由亞隆所提出「漣漪」的概念，藉由創造某個可以傳遞下去，並拓展他人生命的事物，例如把自己即

將失傳的手藝留予後人、與其他的老人分享銀髮歲月、能力所及的幫助其他老人，或整理家譜、設立基金會等，皆可提升生命的存在的價值和豐富度，將焦慮不安的感覺降低。

凡人誰不是從出生後，就一步步邁向死亡呢？努力了一輩子，辛苦了一輩子，人生很多事，到最後不都是要放下？中醫學的四大經典之一《黃帝內經》，說到老來養生之道在「恬淡虛無」，心境敞開了，快活又自在，何愁沒有好覺可睡呢？

文/詹雅雯

CARE

Good Care ,
Good Living

CARE
Good Care ,
Good Living

CARE
Good Care ,
Good Living

CARE
Good Care ,
Good Living